Ration et Régime alimentaires

DE

L'ARTHRITIQUE

I

RATION ALIMENTAIRE

PAR LE

Dr PASCAULT

PRIX : FR. 1-50

Société Végétarienne de France
13, rue de Froissart, 13
Paris, 1902

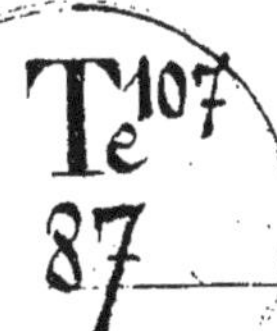

Bruxelles. — Imprimerie Vᵉ Monnom, rue de l Industrie, 32.

Ration et Régime alimentaires

DE

L'ARTHRITIQUE

I

RATION ALIMENTAIRE

PAR LE

Dr PASCAULT

Société Végétarienne de France
13, rue de Froissart, 13
Paris, 1902

RATION ET RÉGIME ALIMENTAIRES
DE L'ARTHRITIQUE

Conférence faite à Paris, le 26 avril 1902
par le Dr PASCAULT

Modicus cibi, medicus sibi.
(Régime vaut mieux que médecine.)
VOLTAIRE

MESDAMES, MESSIEURS,

Dans une conférence, c'est le premier mot qui frappe, c'est le dernier qui reste. Je veux faire en sorte que ce premier et dernier mot soit celui de « *suralimentation* »: car sans suralimentation pas d'arthritisme (1), — pas de guérison non plus, sans rationnement de la quotidienne nourriture, sans régime.

Qu'est-ce donc que la suralimentation? Il me serait facile de vous la définir, mais certain de me heurter à l'incrédulité générale en vous disant de suite ce qu'il en est, je préfère, pour vous convaincre, vous expliquer d'abord comment on y arrive insidieusement, inconsciemment, en cédant tous les jours aux sollicitations de son appétit. En agissant ainsi on croit satisfaire à un besoin légitime, naturel, en rapport avec la conservation de l'individu. En réalité, ce besoin, détourné de son but primitif par des erreurs d'hygiène remontant le plus

(1) L'arthritisme consiste en une fatigue, et une usure prématurée des organes digestifs, retentissant sur l'économie tout entière, et y déterminant les maladies que j'ai décrites dans une conférence antérieure. — Voir PASCAULT, *Hygiène alimentaire des arthritiques.* Paris, 1901.

souvent à notre prime jeunesse, *est presque toujours en grande partie factice.* Je m'explique :

L'enfant vient au monde avec un instinct grâce auquel il sait d'emblée assurer son existence en demandant au sein maternel les éléments de vie qui lui sont indispensables. Or, dès la première tétée entre en jeu le mécanisme délicat de la digestion, — mécanisme délicat et compliqué, car il ne s'agit pas ici, comme vous pourriez le croire, tout bonnement d'une modification *locale* des organes mis en contact avec les aliments, mais bien d'une série d'actes très complexes, nécessitant toujours l'intervention de la moelle épinière, *et dans la plupart des cas aussi celle du cerveau lui-même.* Le lait, en effet, en pénétrant dans l'estomac, vient agir sur les terminaisons des nerfs sensibles épanouis dans sa muqueuse ; il y détermine une sorte de choc, qui est transmis jusqu'aux centres nerveux ; et c'est de là seulement que part l'impulsion qui fait que les glandes gastriques secrètent leurs sucs digestifs, que les muscles de l'estomac et de l'intestin se mettent en mouvement pour brasser le bol alimentaire et le faire progresser, jusqu'à ce que, transformé et partiellement assimilé, il soit expulsé par les voies naturelles. En un mot, chez les êtres supérieurs, pas de digestion possible sans le concours de la moelle et du cerveau. Ce dernier, appelé deux, trois et jusqu'à dix fois par jour, chez le nouveau-né, à régler la marche du tube digestif, obligé par ailleurs à enregistrer les impressions qui lui viennent des sens naissants, à coordonner les ébauches des groupes musculaires qui s'essaient,.... divise son travail, *s'organise en centres d'action* spécialement affectés à telle ou telle région, à telle ou telle fonction. — Simultanément s'éveille en lui une activité d'un autre ordre ; notre esprit prend connaissance des sensations fournies par nos organes, en forme des idées (1) plus ou moins précises, qu'il emmagasine, qu'il

Ces besoins factices résultent de ce que, dès l'enfance, nous avons une alimentation trop copieuse et trop excitante — d'où stimulation anormale des centres nerveux préposés aux fonctions digestives.

(1) *Dictionnaire encycl. des Sciences médicales.* Articles : *Nerveux,* par François-Franck, p. 520 ; *Irritabilité,* par E. Gley, p. 495 et suivantes.

classe, en un mot crée, à côté des centres physiologiques, des centres psychiques (1), tout entiers dérivés eux aussi des irritations variées fournies par le monde extérieur. Répétons, multiplions ces irritations, et le cerveau se développe dans ceux de ses centres qui sont plus vivement ou plus fréquemment sollicités. C'est ce qui se produit, pour en revenir à notre point de vue digestif, chez le nouveau-né que l'on surnourrit, — et Dieu sait combien peu échappent au *gavage*, même dans les familles intelligentes et éclairées ! Peu à peu les parties de son cerveau préposées aux actes qui relèvent de l'alimentation se façonnent, s'habituent à fonctionner à l'excès, *et de ce fait même*, (nous verrons comment tout à l'heure), l'enfant devient inconsciemment gros mangeur.

Chez l'adulte qui, préoccupé, absorbé par ses affaires, mange vivement, à la hâte, distraitement, sans réflexion, le mécanisme est analogue, car il est rare qu'il se tienne dans les strictes limites de son appétit ; il n'y songe pas d'ailleurs et demande à la nourriture un soutien, une stimulation qu'il exagérera volontiers pour peu qu'il se sente fatigué. Il pêche par insouciance, par inattention.

Cette excitation anormale se continue chez l'adulte :
1º Quand il mange sans y penser ;

Tout autre est le cas de celui qui, *de parti pris*, mange pour manger, avec cette idée préconçue qu'une alimentation forte, abondante et substantielle est une des conditions nécessaires du travail ou de la santé. — Il sacrifie à l'utile, ou du moins à ce qu'il croit utile, mais a une excuse, le préjugé.

2º Quand il mange beaucoup pour « se soutenir » ;

Passons maintenant à la suralimentation ignorée ou méconnue, *parce qu'elle n'est pas soupçonnée*, et qui résulte de l'entraînement mutuel et de l'obéissance à la coutume, aux usages courants ; — j'en fus moi-même la victime, à une époque où cependant je croyais être

3º Même quand il croit manger simplement à son appétit ;

(1) Au point de vue philosophique, le terme de « centre psychique » manque d'exactitude ; je l'emploie cependant, parce qu'il désigne clairement l'ensemble d'idées acquises par l'exercice quotidien de nos organes et de nos sens.

sobre. Elle a été admirablement définie par le Dr Maurel (1) : « Il ne faut pas, dit-il en substance, confondre la suralimentation qui conduit à la pléthore, à l'arthritisme, avec l'abus excessif de la table qui engendre rapidement l'embarras gastrique et les troubles intestinaux. La suralimentation qui mène à l'arthritisme semble rentrer dans le cadre d'une hygiène irréprochable pour beaucoup de personnes qui usent modérément des alcools, ne font jamais d'excès et mangent simplement à leur appétit. Or, cette pratique de contenter son appétit qui de nos jours est de règle générale, aboutit presque fatalement à la suralimentation telle que nous devons la comprendre. Très souvent d'ailleurs, *et cela surtout dans la vie de famille,* outre que l'appétit est aiguisé par les conversations et l'exemple, il y a tendance générale à faire manger les nôtres plus qu'ils ne veulent : la femme incite le mari, le mari incite la femme, et tous deux usent de leur autorité pour faire manger les enfants. Nous pouvons donc dire que dans le milieu familial on mange, non pas seulement selon son appétit, mais toujours plus que son appétit. *C'est ce léger surcroît de tous les jours qui constitue la suralimentation.* »

4° Quand il se conforme à certaines obligations de la vie mondaine ;

En outre, dans certaines classes sociales, la façon de vivre oblige à de continuels écarts : la mode et les exigences mondaines, avec leurs dîners en ville, lunchs, soirées, goûters chez le pâtissier, contribuent à maintenir dans un état de surexcitation constante les estomacs qui s'habituent à ne plus être gouvernés que par les caprices du moment.

5° Quand il cède à la gourmandise.

Le gourmand enfin, qui demande à l'alimentation une volupté sans cesse renouvelée, travaille de propos délibéré à se créer des désirs qui ne tardent pas à parler en maîtres. Pourquoi leur résisterait-il, puisque dans la table il ne voit que plaisir et satisfaction des sens ? Le danger, il ne le comprend que le jour où apparaissent le fâcheux accès de goutte ou les symptômes inquiétants

(1) Maurel, *De la dépopulation de la France*, Paris, 1896, p. 239.

d'un diabète déjà en pleine évolution. Il est trop tard : la suralimentation, aidée de la bonne chère, a fait son œuvre.

En somme, que nous mangions trop, — *volontairement*, comme le gourmand qui vit pour manger, comme l'ouvrier qui mange pour manger, — *ou involontairement, inconsciemment*, comme l'enfant, comme l'homme trop occupé qui mange parce qu'il faut manger, — que nous cédions à l'entraînement de la vie de la famille ou aux obligations de la vie du monde... le résultat est le même ; la répétition de l'acte de manger développe outre mesure les centres cérébraux qui président à son accomplissement ; or, ces centres sont sensibles ; *leur sensibilité s'exalte donc* (1) et d'autant plus qu'ils sont plus souvent mis à contribution. — Dès lors une simple association d'idées, une banale impression visuelle ou olfactive, qui, dans un cerveau bien pondéré, ne marqueraient aucune empreinte, suffisent à mettre en branle ces cellules hyperesthésiées, à évoquer les images commémoratives qui s'y sont cantonnées (2), et le désir naît, *inutile, factice*, mais quand même immédiat, impérieux. Ce n'est plus même un désir, un sentiment agréable, mais un besoin d'un caractère pénible ou douloureux (3) ; ce n'est plus *l'appétit* qui choisit et savoure à loisir ; c'est *la faim* pressante, dévorante, qui veut être satisfaite sans délai. *Un cercle vicieux s'est constitué, et désormais la suralimentation devient une nécessité.*

Dans la suite des temps le besoin peut perdre son acuité primitive ; mais l'acte de manger est devenu machinal, presque inconscient : on continue donc à se

L'excitation répétée des centres nerveux exalte leur sensibilité : d'où exagération factice de l'appétit, qui prend le caractère d'un besoin impérieux (déviation psychique).

Puis on arrive à se suralimenter par habitude. — Ces besoins factices, ou cette habitude, ne peuvent être modifiés que par le raisonnement et la volonté.

(1) *Dict. encycl. des Sc. méd.* Articles : *Encéphale*, par FRANÇOIS-FRANCK et PITRES, p. 274; *Nerveux*, pp. 520 et 555; *Irritabilité*, p. 413.

(2) *Dict. encycl. des Sc. méd.* Article : *Encéphale*, pp. 238, 240 et 303.

(3) La douleur résulte vraisemblablement de l'exagération ou d'une perversion des impressions normales. *Dict. encycl. des Sc. méd.* Article : *Douleur*, par CH. ELOY, p. 471.

suralimenter *par habitude* (1), et alors contre cette habitude, contre cette servitude, pas de remède possible en dehors d'une volonté énergique se donnant pour but de raisonner les désirs, de mater les besoins, de refaire patiemment, attentivement *l'éducation* de ce cerveau déséquilibré.

Tel est le côté *psychique* de la question. Vous voyez qu'il !a son intérêt, puisqu'il s'en dégage une indication thérapeutique, la seule possible, la seule logique quand la suralimentation n'est point commandée par le besoin réel d'un organisme insuffisamment nourri.

En même temps que la déviation psychique, se fait une perversion des fonctions digestives (déviation physiologique).

Ceci m'amène à vous exposer le mécanisme *physiologique* de la digestion. Il a été merveilleusement élucidé par Pawlow (2) au moyen d'un dispositif expérimental que je dois vous décrire en deux mots pour bien faire ressortir la certitude scientifique qui dérive de sa méthode ; grâce à lui nous n'avons plus à discuter sur des hypothèses, des à-peu-près ; il nous est permis d'être affirmatif.

Expériences de Pawlow sur les sécrétions digestives.

Voici donc comment procède Pawlow : Sur un chien, il isole là partie de l'intestin où vient s'aboucher le conduit de la glande pancréatique, la détache et la fixe à l'extérieur. Chez un autre, il pratique une opération analogue sur le canal partant de la vésicule biliaire.. Chez un troisième, il façonne une sorte de poche gastrique également ouverte au dehors. Enfin sur ces trois chiens, parfaitement guéris, bien portants et ne demandant qu'à vivre, notez-le, il ouvre l'œsophage au niveau du cou, de sorte que tout aliment, mis dans la bouche, sort par l'extrémité supérieure de ce conduit, immédiatement après avoir été avalé. A l'aide de cette disposition, Pawlow peut faire faire à ces animaux ce qu'il appelle un *repas fictif* (fictif en effet, puisque l'aliment n'arrive pas à l'estomac), et en même temps observer ce

(1) *Dict. encycl. des Sc. méd.* Articles : *Habitude*, par DECHAMBRE, et *Nerveux*, pp. 520, 597.

(2) *Le Travail des glandes digestives*, par le professeur PAWLOW, traduit par Pachon et Sabrazès. Paris, 1901.

qui se passe dans la poche gastrique accessoire et recueillir les sucs qui s'écoulent de la vésicule biliaire et du pancréas. Il lui est facile d'autre part de déposer *directement* dans l'estomac ou l'intestin des substances quelconques et d'analyser la façon dont réagissent ces organes à leur contact.

Or, quel que soit l'aliment que l'on présente à l'animal, pain, viande ou lait, on voit au bout de quelques instants cinq minutes environ, l'estomac se mettre à secréter abondamment. Cette secrétion s'accélère si l'on fait l'épreuve du repas fictif, mais elle se manifeste lors même que l'on se contente de montrer l'objet *à distance.* Il s'agit donc bien évidemment là d'un éveil des glandes gastriques par stimulation d'origine cérébrale ; *l'organe répond au désir*, de même que l'eau vient à la bouche à la vue d'un aliment savoureux ; *c'est la secrétion psychique ou suc d'appétit.* — Mettant à profit, dans une seconde expérience, l'ouverture qui permet d'accéder à l'estomac, si l'on y fait pénétrer à *l'insu de l'animal* un aliment approprié, un morceau de viande par exemple, le suc gastrique s'écoule également dans un assez bref délai. *Cette secrétion est dite chimique,* parce qu'elle ne s'établit qu'avec certains éléments chimiques, aptes à modifier les terminaisons des nerfs sensibles de l'estomac ; et alors se déroule la série d'actes complexes que je vous ai déjà décrits, excitation locale, transmission de cette excitation au cerveau, d'où jaillit l'impulsion qui revient à l'organe et y détermine l'effet secrétoire. — En apparence, le désir psychique n'est pour rien dans cette secrétion ; en réalité, il est tout au moins singulièrement renforcé par l'ébranlement cérébral *à point de départ gastrique* (1); c'est ce que l'on constate tous les jours chez le convalescent que l'on oblige à manger par raison, et chez celui qui se met à table sans appétit ; *la faim vient en mangeant,* disent-ils, et ils s'en réjouissent, à tort selon nous, car la faim

Ces sécrétions résultent :

1° d'une excitation cérébrale : l'organe répond au désir (secrétion psychique) ;

2° d'une excitation locale portant sur l'estomac ou l'intestin, et se répercutant sur les centres nerveux (sécrétion chimique).

(1) Pawlow, pp. 145 et 227.

est souvent mauvaise conseillère, comme nous l'a enseigné notre grand fabuliste.

Partout nous retrouvons donc l'élément psychique qui vient nous inciter à outrepasser les bornes d'une saine hygiène. Heureux encore quand le désir ou les excitations gastriques ne sont pas amplifiés et déformés par une imagination dévergondée. Tous les excès sont alors possibles, et l'on a le spectacle de ces étranges dépravations du goût si communes chez les névropathes, de ces faims impulsives réellement insatiables, ou de ces inexplicables refus de manger qui font le désespoir et de l'entourage et du médecin.

Ces sécrétions sont exactement appropriées à la nature de l'aliment qu'elles doivent transformer :

Mais restons sur le terrain physiologique ; il est par lui-même très suffisamment *suggestif*, comme vous allez pouvoir en juger. Ici nous entrons dans un domaine de conceptions nouvelles qui nous a encore été révélé par Pawlow, — *celui de la spécificité des glandes digestives* (1), ou, pour mieux dire, des nerfs sensitifs et des centres nerveux qui les commandent. — Il faut entendre par là que ces organes ne réagissent qu'en face d'excitations ayant *une forme déterminée*. — Un exemple vous fera mieux comprendre ma pensée. Vous n'ignorez pas que la salive est secrétée par trois paires de glandes absolument distinctes les unes des autres, donc faciles à séparer pour l'étude : les parotides, placées derrière la mâchoire, au-dessous de l'oreille, les sous-maxillaires et les sub-linguales, logées sous la langue. Or, Pawlow a remarqué que ces glandes n'entrent en activité qu'en présence d'un aliment *qui diffère pour chacune d'elles* (2) : c'est ainsi que, quand on présente au chien en expérience un morceau de viande, la sous-maxillaire donne un suc abondant, tandis que la parotide reste inerte : que cette dernière, par contre, s'éveille au contact d'un aliment, même peu [séduisant, s'il offre ce caractère physique spécial d'être parfaitement sec (pain dur, poudre de viande). Ceci revient à dire que, si la

(1) Pawlow, p. 100.
(2) Pawlow, pp. 108 et 245.

sécrétion de tel ou tel suc est, jusqu'à un certain point, indépendante de l'appétence pour une substance alimentaire, elle est en revanche étroitement subordonnée *à la nature* de cette substance. En un mot, en vertu de ce mécanisme mystérieux de la spécificité glandulaire, le tube digestif sécrète les sucs propres à la digestion des aliments qui lui sont offerts, *et ceux-là seulement à l'exclusion de tous les autres.*

De cette loi, que Pawlow a démontré s'appliquer à toutes les parties constituantes de l'appareil digestif, nous devons tirer un enseignement précieux pour la réglementation de notre diététique. C'est en nous appuyant sur elle que nous allons déterminer s'il est nécessaire, *ou même seulement logique*, de donner comme base à notre alimentation la viande et les assaisonnements qu'elle comporte.

La viande, toujours d'après Pawlow, provoque dans l'expérience du repas fictif une *sécrétion psychique* rapide : en cela elle se rapproche des autres aliments. Mais où elle s'en distingue, c'est par la *sécrétion chimique* qui s'établit ensuite, si on la laisse arriver jusque dans l'estomac. Les terminaisons des nerfs sensitifs de ce viscère possédant en effet, à son égard, une spécificité nettement caractérisée, elle les impressionne vivement, et la répercussion de cette secousse sur les centres nerveux fait que l'*excitation gastrique atteint avec elle son summum d'intensité* (1). Aussi, facilement digérée, la viande abandonne-t-elle rapidement l'estomac. La conséquence, vous la devinez : *l'appétit revient vite à la charge*, exigeant sans cesse pour sa satisfaction l'apport d'aliments nouveaux.

Les assaisonnements ont au début une action bien différente. Dénués de propriétés alimentaires, ils sus-

Aussi, avec une alimentation carnée (surtout digérée par l'estomac), la sécrétion gastrique atteint-elle son maximum d'intensité, — d'où digestion trop rapide, et exagération de l'appétit.

(1) PAWLOW, *passim*, et en particulier pp. 205 et 230. — Remarquons que la digestion de tous les aliments albuminoïdes (*viande de boucherie, volaille, poissons, mollusques et crustacés*) s'effectuant principalement dans l'estomac, nous aurons avec eux les mêmes effets d'excitation qu'avec la viande proprement dite.

citent dans le tube digestif des réactions *de défense*; véritables excitants *anormaux*, ils mettent en jeu les glandes muqueuses, dont les sécrétions visqueuses ont pour fonction de protéger les parois de l'estomac contre tout contact irritant. C'est seulement à la suite d'un usage excessif et prolongé que les glandes digestives répondent à leur appel. Donc, fait singulier et qui devrait bien nous mettre en garde contre eux, les condiments ne deviennent *digestifs* que quand on en a fait abus !

Viandes et condiments s'associent en définitive pour stimuler l'appétit, pour accélérer le travail digestif, et sont trop hâtivement jetés dans la circulation. — Là les viandes ont à remplir le rôle de soutien, de réconfort, que l'on attend d'elles. Justifient-elles à ce point de vue la préférence qu'on leur accorde généralement? Nous pouvons aujourd'hui répondre catégoriquement : Non, *De tous les aliments, en effet, la viande est le moins nourrissant* (1), *et par contre, triste avantage, c'est le plus toxique*; nous y reviendrons. — Pour l'instant, de cette faible valeur nutritive de la viande je ne veux tirer qu'une conséquence : la même que précédemment. L'organisme n'y trouvant pas les éléments de réparation qui lui sont nécessaires, proteste au bout de peu de temps, et *la faim s'éveille*, d'autant plus impérieuse qu'elle est l'expression d'*un besoin réel* de l'économie.

Donc directement ou indirectement l'alimentation carnée maintient l'appétit à un taux supérieur à ce qu'il devrait être; elle impose les repas fréquents, de plus en plus copieux, dans lesquels à la viande viennent s'ajouter d'autres aliments, dont on abuse d'autant plus volontiers qu'on les considère *à tort* comme accessoires et peu nourrrissants. — Quand, par disposition naturelle, le tube digestif est déjà faible, il succombe rapidement à ce surmenage, et une dyspepsie, que l'on pourrait qualifier de providentielle, vient mettre fin à ces erreurs de

L'appétit s'exaspère d'autant plus que, la viande étant peu nourrissante, il y a besoin réel de l'organisme.

Pour satisfaire cet appétit exagéré, à la viande on ajoute des aliments vraiment nourrissants.

(1) Voir note p. 15.

régime. — Quand, au contraire, il est fort, il fait face à tous les excès, s'organise pour lutter vaillamment, et triomphe sans grand dommage pour lui dans les premiers temps, mais au détriment de l'organisme tout entier. En effet, ce tube digestif qui digère bien, qui digère tout, met à la disposition de nos tissus, indépendamment de la viande, *une surabondance d'aliments véritablement nutritifs*, qu'ils doivent brûler précipitamment sans but, sans profit. Dès lors il y a suralimentation, surnutrition, surcombustion, — et l'arthritisme s'installe, évolue sournoisement sous les dehors d'une santé exubérante (1), — *et l'appétit persiste, s'exaspère*, pour répondre non plus à des besoins réels, puisque maintenant l'organisme est surnourri, mais à des *besoins factices* créés et entretenus par la perversion des fonctions digestives, et par l'excitabilité des centres nerveux qui leur correspondent.

A côté de la déviation psychique nous avons donc une déviation physiologique, nullement hypothétique d'ailleurs, car les modifications des sécrétions digestives nous ont été depuis longtemps dévoilées par la chimie, et Pawlow les a constatées *de visu* chez des chiens soumis à des régimes exclusifs.

Cette déviation physiologique étant en grande partie la conséquence des excitations répétées inhérentes à l'alimentation carnée, le végétarisme nous apparaît comme une nécessité pour quiconque veut échapper à l'arthritisme et aux dangers que l'avenir lui réserve. Mais dans cette œuvre de régénération, il importe de tenir compte d'une chose, c'est que le tube digestif, ayant subi des modifications parfois très profondes de ses glandes et de sa musculature, ne reviendra à son type primitif qu'avec lenteur et difficulté. — Devons-nous en conclure qu'il y a danger à aborder franchement le végétarisme ? L'expérience est là pour prouver qu'il

(1) Pour l'exposé médical de cette théorie, voir : PASCAULT, *Pathogénie et traitement de l'arthritisme par suralimentation*, in *Journ. des Pratic.*, 1901, 30.

n'en est rien. Certainement, il est toute une catégorie de malades qui ne s'accommoderont pas tout d'abord de ce régime : ce sont ceux chez qui l'intestin grêle (la vraie partie digérante du tube digestif) et le colon sont absolument atrophiés ; *mais ils constituent l'exception rare*, et la grand majorité des dyspeptiques, sans compter les gens bien portants, qui heureusement font encore nombre aujourd'hui, pourront l'adopter sans crainte d'un échec décourageant. C'est au médecin, et non au malade, à résoudre la question dans les cas délicats. Quand le doute n'est pas permis, on doit donc, *à l'exemple de ceux qui veulent renoncer au tabac, à l'alcool ou à la morphine*, trancher résolûment dans le vif, *et avec d'autant moins d'hésitation que l'on est plus jeune et plus vigoureux* (1), quitte à remplacer la stimulation malsaine qui va faire défaut, par un emploi judicieux des excitants naturels à la portée de tous, tels que l'exercice au grand air, la gymnastique de chambre, l'hydrothérapie etc... — En vous disant que le tube digestif ne se restaure que lentement (2), j'ai voulu vous faire entendre que rien n'est difficile comme de substituer aux habitudes vicieuses qu'il a prises, les habitudes normales dont on l'a inconsidérément écarté. A ce propos j'ai déjà employé le mot « éducation », je le reprends : *c'est une éducation à refaire*, et une éducation dans laquelle il faut mettre en œuvre, non seulement son

Mais il faut le vouloir, le vouloir bien, le vouloir longtemps.

(1) *Les aliments végétaux*, en raison de leur richesse en principes salins, qui jouent un rôle capital dans la nutrition (v. p. 51), en raison d'autre part de la faible toxicité de leurs dérivés, *conviennent particulièrement* aux enfants et aux convalescents, aux intellectuels et aux nerveux, enfin à tous les surmenés, *à tous les auto-intoxiqués*.

(2) Cette lenteur, signalée par Pawlow (p. 63, 242), est d'ailleurs bien relative, puisque, quand on met au pain et au lait un chien depuis longtemps nourri avec de la viande, ses ferments pancréatiques commencent à se modifier immédiatement et sont complètement adaptés à leur nouvelle alimentation au bout de trente ou quarante jours. Les sécrétions gastriques seraient plus stables, mais remarquons qu'avec une nourriture végétale, elles sont en grande partie employées, puisque l'albumine végétale exige pour sa digestion plus de ferments que l'albumine animale.

énergie morale et sa volonté, mais toute la persévérance, toute la ténacité dont on est capable : *Il faut vouloir, vouloir bien, et vouloir longtemps.*

En somme, le végétarisme ne guérit pas la déviation psychique et physiologique consécutive à la suralimentation, *mais il en rend le traitement possible et facile,* en n'apportant pas chaque jour à l'appareil digestif le contingent d'excitations qui semblaient lui être indispensables. — Malgré tout, et lors même que l'estomac a repris son équilibre fonctionnel, les besoins factices se font encore longtemps sentir, en vertu de l'habitude acquise. *Aussi peut-on continuer, si l'on n'y prête attention, à se suralimenter, tout en étant devenu végétarien.* L'adoption de ce régime ne saurait donc nous dispenser de l'assujettissement à la règle qui est à la base de toute cure diététique : je fais allusion à la modération dans le boire et le manger, à la sobriété. — Pour parler franc et net, je dirai donc : Si l'on veut guérir de la suralimentation, si l'on veut parer à l'arthritisme menaçant, *il ne suffit pas de devenir végétarien, il faut en outre apprendre à devenir sobre.*

La sagesse des nations, prodigue de préceptes bons à tout faire, à tout excuser, en a émis deux au sujet de l'alimentation. L'un dit : « Plus on mange, mieux on se porte », l'autre : « Moins on mange, mieux on se porte », touchante concordance qui m'a toujours rendu rêveur ! Je vous ai montré les risques que l'on court en se conformant au premier, je dois maintenant faire justice du second, car il ne répond nullement à ce qu'il faut entendre par « être sobre ». *La sobriété ne consiste pas, en effet, à manger le moins possible, mais à manger seulement dans la limite de ses dépenses.* J'aurais pu dire « dans la limite de ses besoins », mais j'ai intentionnellement évité cette expression qui éveille l'idée d'une sensation agréable ou pénible, sur laquelle vous seriez tentés de vous baser pour doser votre nourriture. *Or, sauf exception, nos sensations sont éminemment trompeuses.* Exagérées, comme vous le savez, chez le gros

*Pour appré-
cier ces dépen-
ses, il n'est qu'un
moyen, le calcul.*

mangeur, elles le conduisent à la suralimentation; atté-
nuées chez celui qui vit sobrement, elles peuvent le
mener à l'alimentation insuffisante. — En réalité, nous
n'avons, pour établir ce que doit être la ration de chacun
de nous, qu'un procédé scientifique, le calcul. Je me vois
donc obligé de justifier ma thèse par des chiffres, et m'en
excuse d'avance, en vous priant cependant d'apporter
quelque attention à ces problèmes arides, car ils abouti-
ront à des conclusions *absolument* pratiques.

*Données de ce
calcul. — Par-
tout nous avons
employé les
équivalents gly-
cosiques de
Chauveau, et ra-
mené la quantité
d'aliments au
kilog. de poids
actif. — Défini-
tions de certains
termes techni-
ques :*

*Calorie ; kilo-
grammètre :*

*Equivalents
glycosiques, et
thermiques ou
isodynamiques :*

Au cours de cette démonstration, j'aurai maintes fois
à employer les termes de calorie et de kilogrammètre; en
deux mots, je les explique. L'organisme humain peut
être assimilé à une machine qui brûle des combustibles,
les aliments; il en résulte de la chaleur, qu'il utilise pour
se maintenir à une température constante, voisine de
37 degrés, ou qu'il transforme en travail mécanique. On
apprécie la valeur de cette chaleur ou de ce travail au
moyen d'unités parfaitement définies (1), *la calorie* (cal.)
pour la chaleur, *le kilogrammètre* (kgm.) pour le travail,
de même que l'on mesure les dimensions ou le poids
d'un objet à l'aide d'unités nommées mètre ou gramme.
— Notons en outre que les aliments, avant d'être combu-
rés par notre organisme, devant être tous préalablement
transformés en glycose, la chaleur qu'ils sont suscep-
tibles de mettre en liberté est proportionnelle à la quantité de glycose (2) que fournit chacun d'eux, à la suite
des transformations plus ou moins compliquées qu'il
subit dans l'économie. Ce fait, démontré par Chauveau,
sert de base à la théorie dite des *équivalents glycosiques,*

---

(1) La calorie correspond à la quantité de chaleur nécessaire pour
élever de 1 degré la température de 1 kilo d'eau. — Le kilogrammètre exprime le travail dépensé en élevant à 1 mètre de
hauteur 1 kilo d'eau. — Une calorie vaut 425 kilogrammètres :
c'est ce que l'on appelle l'équivalent mécanique de la chaleur.

(2) Un gramme de glycose dégage en brûlant environ 4 calories.
Ce chiffre est intermédiaire entre la chaleur de combustion du
glycose (cal. 3-76) et celle du glycogène (cal. 4-19). Nous l'avons
adopté parce nous ne savons pas au juste si nos combustions s'ef-
fectuent sur du glycose ou sur du glycogène.

par opposition à cèlle des *équivalents thermiques ou iso-dynamiques*, qui suppose, *contre toute vraisemblance,* que les aliments sont brûlés en nature, tels que nous les ingérons. *Dans tous nos calculs nous nous servirons uniquement des équivalents glycosiques* (1). — Notons aussi :

1º Que, dans ces calculs, quand nous parlerons d'un homme de poids moyen, nous aurons en vue l'homme pesant 65 kilogs (2) ;

2º Que la *ration-type* que nous allons nous efforcer d'établir, est une ration convenant à un sujet de vie séden-taire, faisant cependant tous les jours un exercice modéré équivalant à 4, 6 ou 8 kilomètres ; d'où le nom de *ration de sédentarité* que nous proposons, pour éviter toute confusion avec ce que les auteurs appellent ration d'en-

Poids moyen = 65 kilogs.

Ration-type de sédentarité :

----

(1) Chauveau, cité par Laulanié (*Énergétique musculaire*, p. 101), établit que : 100 grammes de graisse se transforment en 161 grammes de glycose, 100 grammes d'amidon et de sucre de canne en 110 et 105 grammes de glycose, 100 grammes d'albumine en 80 grammes de glycose. — On en déduit que *les équivalents glycosiques, repré-sentés en calories, sont les suivants :*

1 gramme de graisse dégage en brûlant	cal.	6-40 ;
1 » d'amidon »	»	4-40 ;
1 » de sucre de canne dégage en brûlant . .	»	4-20 ;
1 » d'albumine » . .	»	3-20.

Dans ce calcul, on peut faire abstraction des chiffres décimaux, car il s'agit là d'un rendement maximum qui, en particulier pour les graisses, n'est probablement jamais atteint dans l'organisme. — *Il n'en résulte pas moins que, de tous les aliments, l'albumine est le moins nourrissant.*

(2) Le Dr Maurel, dont nous allons analyser les travaux, table généralement sur un poids moyen de 60 kilogs. En outre, ses cal-culs sont établis sur les *équivalents thermiques,* c'est-à-dire que pour lui :

1 gramme de graisse dégage en brûlant.	9 calories ;
1 » d'amidon ou de sucre dégage en brûlant.	4 »
1 » d'albumine dégage en brûlant	5 »
1 » d'alcool » »	7 »

C'est une des raisons pour lesquelles nos chiffres s'écartent nota-blement des siens.

Ration d'entretien ou d'immobilité :

tretien : cette dernière, s'appliquant à l'individu immobilisé, vivant dans son lit, nous la qualifierons de *ration d'immobilité*;

Poids actif, unité ou coefficient biologiques

3° Enfin que, pour unifier ces données, nous ramènerons toutes les valeurs numériques, grammes ou calories, à l'unité biologique, au kilo de chair vivante, de poids actif (1); ainsi, quand nous dirons par exemple qu'il faut à un homme 70 centigrammes ou 2 calories d'albumine, cette abréviation signifiera qu'il lui faut 70 centigrammes ou 2 calories d'albumine *par kilo du poids de son corps*. — Ceci dit, je reviens à la question.

Les dépenses de l'organisme peuvent être calculées par deux méthodes :

1° En dosant les déchets résultant de la combustion de la machine humaine;

2° En évaluant la quantité d'aliments nécessaire et suffisante pour entretenir la force et la santé.

La première méthode ne peut évidemment être exacte que si on l'applique à des sujets ne mangeant ni trop, ni trop peu :

Deux méthodes s'offrent à nous pour estimer les dépenses de l'organisme humain, et en déduire la proportion d'aliments qui doivent lui être livrés en compensation. L'une, d'allures très mathématiques, *évalue les déchets* que nous éliminons chaque jour, soit à l'état solide ou liquide par les urines et les garde-robes, soit à l'état gazeux par les poumons, soit enfin sous forme de chaleur rayonnante. L'autre, d'apparence moins rigoureuse et que je crois cependant plus exacte, *calcule la quantité d'aliments* nécessaires pour maintenir un individu d'un poids donné (2) en bon état de santé, de force et d'activité physique et cérébrale.

Je me suis arrêté à cette dernière méthode *parce que la première ne peut évidemment être exacte que si on l'applique à un sujet qui ne mange ni trop ni trop peu*, c'est-à-dire qui se trouve précisément remplir les conditions que nous demandons pour la seconde. S'alimente-t-il insuffisamment, ses déchets constitueront un déficit qui passera inaperçu par manque de points de

(1) Pour l'explication de ces termes, voir note 1, p. 31.

(2) La question du poids de l'individu n'intervient ici que secondairement, et n'est pas utilisée comme criterium permettant de juger si la ration alimentaire est ou n'est pas suffisante, car tant que l'équilibre nutritif n'est pas établi, ce poids augmente si le sujet est maigre, diminue s'il est gras. Ce mode de contrôle ne peut être, à notre avis, considéré comme exact que dans certains cas particuliers, par exemple dans les expériences de Maurel relatées plus loin.

comparaison ; s'alimente-t-il à l'excès, ses déchets repré-
senteront l'activité de la machine humaine, *sans dire si
cette activité est justifiée par les besoins réels de l'économie.* Une machine peut brûler beaucoup, sans fournir
un rendement *utile.* C'est ce qui arrive tous les jours
chez les suralimentés, dont l'organisme doit se débarras-
ser d'un surcroît d'aliments, *pratiquement inutilisables,*
soit en accélérant outre mesure ses combustions, soit en
éliminant, ou mettant en réserve ce qu'il ne parvient pas
à détruire complètement. *Est-il juste, dans ces circonstances, de proportionner la ration alimentaire (autrement dit, l'apport de combustible) à la somme de chaleur rayonnée, d'acide carbonique ou d'urée, excrétés
par les urines ou les poumons? Certainement non.* —
Et cependant c'est en tablant sur ces données, *fausses à
priori,* qu'ont été établies la plupart des rations alimentaires actuellement en cours.

C'est en raisonnant ainsi que pour un homme de
poids moyen (65 kilogs), menant une existence sédentaire
Hirn demanda jusqu'à 3,300 calories par vingt-quatre
heures; Voit, Ch. Richet, G. Sée s'en tinrent, il est vrai,
à 2,750 et 2,700 calories, Moleschott, Gautrelet et A.
Gautier à 2,600 calories, Münk et Ewald à 2,450 calories, et enfin Rübner à 2,250 calories. — Puis, à titre de
contrôle, A. Gautier additionna les moyennes de ce que
consomment chaque jour le Parisien adulte, le bourgeois
français et anglais ne faisant qu'un exercice modéré,
l'ouvrier allemand au repos, le soldat suédois en temps
de paix, etc.; il arriva de cette façon à un total d'aliments qui, multipliés par les équivalents glycosiques de
Chauveau (1), se trouve seulement valoir 2,230 calories (2). Devons-nous tenir pour exact ce dernier chiffre

Ce fait n'ayant pas été préala-blement vérifié, les résultats que donne la pre-mière méthode sont faux à priori.

(1) Faisons remarquer encore une fois que toutes les rations
dont il vient d'être parlé ont été calculées sur les équivalents de
Chauveau.

(2) Ces moyennes alimentaires sont les suivantes : Albumine,
108 grammes ; hydrates de carbone (amidon et sucre), 403 grammes ; graisse, 49 grammes.

séduisant par sa modération relative? Nous ne le croyons pas : car, provenant d'une masse d'individus, qui vraisemblablement, pour ne pas dire sûrement, *se surali-mentent*, il est passible des mêmes objections que les autres.

Enfin vint le Dr Maurel qui tomba à 2,160 calories (1) et c'est en interprétant ses expériences autrement qu'il ne l'a fait lui-même que *nous avons, à notre tour, été amené à réduire à 1,600 calories la ration moyenne (ration de sédentarité) de tout homme de poids moyen, qui ne fait pas un travail manuel réellement actif.*

Ces expériences, les voici. Je cite textuellement : « Ayant été chargé pendant mon séjour en France, dit le Dr Maurel (p. 9), d'un service de fiévreux comprenant beaucoup de diarrhées et de dysenteries chroniques, qui toutes, plus ou moins, étaient soignées par le régime lacté, je cherchai à préciser quelle était la quantité de lait correspondant à la ration d'entretien, c'est-à-dire la quantité nécessaire pour maintenir les malades (2) à leur poids initial. Les hommes soumis à ce régime, d'un poids moyen de 60 kilogs, furent donc pesés d'abord tous les jours, puis tous les deux ou trois jours, et je pus me convaincre qu'à partir du moment où ils n'avaient qu'une selle moulée dans les vingt-quatre heures (ce qui prouvait qu'ils digéraient presque la totalité du lait), quel-

En appliquant la deuxième méthode, nous avons trouvé que la ration de sédentarité d'un homme de 65 kilos est de 1,600 calories, soit 24 calories par kilo et par 24 heures.

Nous avons obtenu ces résultats en nous basant sur les expériences de Maurel.

(1) Le Dr Maurel (*in : Influence des climats et des saisons sur les dépenses de l'organisme chez l'homme*, Paris, 1901, p. 70), donne comme ration moyenne d'un homme de 65 kilogs : Albumine, 100 grammes; hydrates de carbone, 298 grammes; graisse, 66 grammes; alcool, 40 grammes, qui, représentés *en calories glycosiques*, donnent 2,165 calories (soit 300 + 1,190 + 395 + 280).

(2) Remarquons qu'il ne s'agit pas de malades, mais bien de convalescents, parfaitement guéris, puisqu'ils digèrent bien, et que d'autre part le Dr Maurel a pu les employer pour faire certaines expériences « de force », destinées à déterminer la ration de travail (MAUREL, p. 11). Pour la même raison, leur ration de 2 1/2 litres de lait n'est pas une ration d'entretien proprement dite, mais ce que j'appelle une ration de sédentarité.

ques-uns restaient stationnaires avec 2 1/2 litres de lait, et que la plupart augmentaient de poids dès qu'ils en recevaient 3 litres. » — *De ces faits, très minutieusement, très scientifiquement établis, nous devons donc déduire que la ration de sédentarité est comprise entre 2 1/2 et 3 litres de lait.* Le Dr Maurel conclut en effet que la dite ration peut ne pas dépasser *par kilo du poids du corps* 1 gramme 1/2 de substances azotées, et 6 grammes de substances ternaires, c'est-à-dire peut ne pas dépasser la quantité de principes alimentaires contenus *dans 2 litres 1/2 de lait* (1). — Puis prenant ces quantités comme point de départ, il les transforme en aliments usuels, en aliments azotés, hydrocarbonés, gras et alcool, *mais* les combine de telle sorte que *ces mêmes quantités*, après réduction en calories (suivant les équivalents thermiques), *sont représentées, non plus par 32 calories comme dans le lait, mais par 38 calories* (2);

Discussion de ces expériences.

( ) On peut prendre comme composition moyenne pour 1 litre de lait de vache : Albumine, 35 grammes; sucre, 55 grammes; beurre, 40 grammes. Dans 2 1/2 litres de lait on a donc, *en chiffres ronds* : Albumine, 90 grammes ; sucre, 140 grammes ; et beurre, 100 grammes; Maurel, *se basant sur les équivalents thermiques*, estime (p. 10) que ces 100 grammes de beurre équivalent à 220 grammes de sucre; d'où il résulte que ses hommes de 60 kilogs consommaient 90 grammes de substances azotées et 360 grammes de substances ternaires (sucre et beurre), qui donnent bien en effet par kilo 1 1/2 gramme de substances azotées et 6 grammes de substances ternaires *pour 2 1/2 litres de lait.*

(2) Ration de Maurel, en lait (2 1/2 litres) pour un homme de 60 kilogs.

1° Substances azotées . . . . . 90 gr. $\times$ 5 c. = 450 c.
2° Substances ternaires. . . . . 360 gr. $\times$ 4 c. = 1,440 c.

Total. . . 1,890 c.

Soit par kilo $\dfrac{1,890}{60}$ = cal. 31-50.

Ration de Maurel, en aliments usuels, pour un homme de 60 kilogs (p. 62.)

1° substances azotées . . . . . 90 gr. $\times$ 5 c. = 450 c.
2° ternaires ⎰ Hydrates de carbone 270 gr. $\times$ 4 c. = 1,080 c.
 360 gr. ⎱ Graisse. . . . . 60 gr. $\times$ 9 c. = 540 c.
répartis en ⎰ Alcool . . . . . 30 gr. $\times$ 7 c. = 210 c.

Total. . . 2,280 c.

Soit par kilo $\dfrac{2,280}{60}$ = 38 calories.

puis, arrondissant ce chiffre de 38, il s'arrête en définitive à 40 calories, tout en faisant, il est vrai, cette restriction que je cite encore textuellement : « Je crains même que l'avenir ne prouve que ces rations sont trop élevées. » (Maurel, p. 67.)

Reprenons la base sur laquelle le Dr Maurel a édifié sa théorie, en calculant ses 2 litres 1/2 de lait avec les équivalents glycosiques qui sont incontestablement plus exacts que les équivalents thermiques, *et nous trouvons 24 calories* (1) *au lieu de 32 calories. Multiplions ces 24 calories par le poids moyen de l'homme, par 65 kilogs, et nous arrivons au chiffre de 1,560 calories, mettons 1,600 calories, que nous avons fixé tout à l'heure comme ration type de sédentarité.* — Nous verrons bientôt comment on peut, *sans changer leur valeur*, transformer ces 24 calories lactées en une proportion exactement équivalente d'aliments usuels.

Ces 24 calories par kilo et par 24 heures constituent un maximum pour l'arthritique.

On pourrait à la vérité m'objecter que le lait étant d'une digestion très facile, les autres aliments doivent être ingérés en quantités plus élevées pour fournir à l'organisme les 1,600 calories qui lui sont nécessaires. Chez les sujets dont les oxydations sont très actives, peut-être ; mais chez les arthritiques à la période d'état, certainement non, car il est prouvé par l'analyse de leurs urines que *le taux de leurs combustions est inférieur à la normale d'un quart, et quelquefois même d'un tiers*; brûlant moins, il leur faut évidemment moins de combustible, et *ma ration-type est pour eux une ration maxima* (2).

(1) Ces 24 calories correspondent à un peu plus de 2 1/2 litres lait, de exactement à 2,560 grammes. En effet :

$$1^o \text{ Albumine} \quad 35 \text{ gr.} \times 2,560 = 90 \text{ gr.} \times 3 \text{ c.} = 270 \text{ c.}$$
$$2^o \text{ Sucre } . \quad . \quad 55 \text{ gr.} \times 2,560 = 140 \text{ gr.} \times 4 \text{ c.} = 560 \text{ c.}$$
$$3^o \text{ Beurre } \quad . \quad 40 \text{ gr.} \times 2,560 = 102 \text{ gr.} \times 6 \text{ c.} = \underline{610 \text{ c.}}$$
$$\text{Total.} \quad . \quad . \quad 1,440 \text{ c.}$$

en chiffres ronds.

$$\text{Soit par kilo } . \; \frac{1,440}{60} . \; 24 \text{ calories.}$$

(2) Cette ration peut être déterminée mathématiquement en apportant au poids de l'individu une correction basée sur le rapport

D'ailleurs, en pareille matière, rien ne vaut l'expérimentation : aussi l'ai-je pratiquée sur moi-même avec toute la rigueur désirable. Je me suis d'abord soumis à une ration de sédentarité de 22 calories; trois semaines après, j'avais des vertiges, sans cependant avoir rien perdu de ma vigueur physique ni cérébrale; je revins prudemment à 24 calories et vis disparaître ces symptômes gênants. Mon poids pendant cette période avait diminué de moins de 1 kilo. — D'autre part, je fis le calcul de la ration qu'un certain nombre de personnes, habituées à vivre sobrement, avaient *spontanément* adoptée. La plupart, je dois l'avouer, atteignaient 29, 30 et 32 calories; mais j'en trouvai trois avec 25 calories (sur ces trois, deux étaient des hommes d'âge moyen, exerçant une profession libérale active), et une, Mme B., avec 11 calories seulement; mais il s'agit ici d'une femme qui, en raison de son âge (cinquante-quatre ans), ne saurait influencer nos moyennes (1). Parmi ces observations il en est une particulièrement probante, celle de M. R. qui, en temps ordinaire, se maintient en équilibre nutritif avec 25 calories, et a constaté qu'il engraisse notablement si, modifiant son régime habituel pendant

En thèse générale, elles sont nécessaires et suffisantes pour entretenir la force et la santé; l'expérience le prouve.

---

des éléments fixes contenus dans son urine de vingt-quatre heures avec la normale. Voici la méthode de G AUTRELET (in *Rev. des mal. de la nutr.* 1895, p. 564) :

1º Quand ces éléments fixes sont inférieurs à la normale ;

$$\frac{\text{Poids actif} \times \text{éléments fixes}}{100} :$$

2º Quand ces éléments fixes sont supérieurs à la normale

$$\frac{\text{Poids actif} \times 100}{\text{éléments fixes}} :$$

donnent un poids théorique qui servira de base au calcul de la ration alimentaire convenant *aux arthritiques.*

(1) Pendant huit jours, Mme B. a très exactement pesé tous ses aliments : la moyenne quotidienne, représentée en calories, a été de : Albumine, 1-17; hydrates de carbone, 8-26; graisses, 1-60. Total : 11-03. Mme B. n'a rien changé pendant cette période au régime qu'elle suit depuis un an : après avoir maigri au début, elle est actuellement stationnaire comme poids, bien qu'elle mène une vie assez active.

plusieurs mois, il le porte à 28 calories, et inversement qu'il maigrit au bout d'une quinzaine quand, pour obéir aux lois de l'Église, il s'astreint aux austérités du carême et abaisse sa ration à 21 calories.

Elles représentent la totalité des aliments pris en bloc.

Nous voici donc, *pour la ration de sédentarité*, en possession d'un chiffre global, — 24 *calories par vingt-quatre heures et par kilo du poids actif*, — dont il me semble difficile de discuter l'exactitude. Il comprend, réunies sous un même chef, les calories fournies par les trois grands types d'aliments, par les matières azotées, les farineux et les sucres, les graisses.

Sur ces aliments, combien nous faut-il d'albumine (aliment de constitution ou de réparation de la machine humaine)?

Maintenant se pose une autre question pleine d'intérêt pour le végétarien, celle de la *proportion d'azote*, *d'albumine* qu'il convient d'y faire entrer. — Nous allons retrouver ici une progression décroissante analogue à celle que nous avons déjà signalée à propos de la ration totale. Primitivement Voit et Pettenkoffer exigeaient pour un adulte travaillant 120 grammes d'albumine, Moleschott 130 grammes, Germain Sée 130 à 160 grammes, etc.; puis ce dernier se ravisa et, en séance de l'Académie de médecine du 23 juin 1892, déclara que 60 à 70 grammes pouvaient suffire (1), à condition qu'ils fussent *protégés* par une quantité convenable d'autres aliments; Lapicque et Marette en firent l'expérience et tombèrent d'accord sur 57 grammes (2); Voit lui-même trouva 50 grammes chez un ouvrier se nourrissant depuis trois ans exclusivement de pain, fruits et huile; enfin, Hirschfeld et Kumagawa vécurent avec 40 grammes; je n'ose, pour clore la série, citer Pasqualis qui se

Nous prenons la moyenne des chiffres admis par les auteurs classiques, soit 2 calories ou cal. 2 1/2 d'albumine par kilo et par vingt-quatre heures.

contente de 16 grammes (3). — *Gardons-nous des extrêmes*, et pour approcher autant que possible de la vérité prenons la moyenne de tous ces derniers chiffres. Cette moyenne est de 56 grammes : ramenée à l'unité biologique (56 gr. : 65 kilogs), elle équivaut à 0-85 cent. d'albumine par kilo du corps. Or, si vous voulez

(1) *Union médicale*, 1892, n° 75.
(2) *Médecine moderne*, 1894, n° 23.
(3) *Réforme alimentaire*, 1900, n° 1.

bien considérer que, par suite de la déviation de son tempérament, l'arthritique utilise mal les azotés, vous m'accorderez que l'on peut sans inconvénient, avec avantage devrais-je dire, réduire cette moyenne de 1/5e; nous obtenons ainsi 0-70 cent. qui, exprimés en calories glycosiques, équivalent à 2 *calories comme ration de sédentarité,* à 2 1/2 calories *au maximum* pour l'arthritique qui travaille cérébralement ou dépense beaucoup physiquement (1).

Je dois ajouter, pour me donner l'occasion de répondre à une objection qui pourrait m'être faite, que ces chiffres ont été pour la plupart établis sur des sujets suivant un régime mixte. Or, l'albumine végétale, s'assimilant moins complètement que l'albumine animale, il semble au premier abord qu'on soit en droit de penser que mes rations sont insuffisantes pour les végétariens. Mais il a été péremptoirement démontré (2) que l'individu entraîné à se nourrir uniquement de végétaux devient particulièrement économe d'albumine; il en tire mieux parti et, s'il en absorbe moins par le tube digestif, il en perd moins encore par les urines, de sorte qu'au total il maintient son équilibre azoté avec une plus faible quantité d'albumine que celui qui mange habituellement de la viande. Ces 2 calories d'albumine suffisent au végétarien particulièrement économe d'azote.

D'ailleurs, rassurez-vous : mes 2 calories d'albumine sont faciles à tirer d'une nourriture strictement végétarienne, et pour peu que le lait et le pain y entrent en proportions notables, il devient malaisé, non plus d'arriver au chiffre voulu, mais de ne pas le dépasser. Et de fait, dans les régimes végétariens que j'ai compulsés au cours de mon étude, j'ai relevé une fois cal. 2-20, deux Elles sont faciles à trouver dans une nourriture strictement végétarienne.

---

(1) GAUTRELET (*in Rev. des mal. de nut.,* 1895) démontre par l'analyse des urines que l'excrétion d'azote augmente de 1/5 (?) dans le travail physique fort (p. 624), et de 1/4 dans le travail cérébral (1/4 et non 1/2 comme il est dit p. 629 où le calcul est basé sur les éléments fixes dans lesquels l'urée n'entre que pour une moitié au plus).

(2) Dr NYSSENS, *in Ref. alim.* 1899, no 8.

fois cal. 2-70, une fois cal. 2-90, trois fois 3 calories et au-dessus ; seule Mme B., dont j'ai parlé tout à l'heure, reste à un taux très inférieur avec cal. 1-20. — Et cependant, en y réfléchissant, il n'y a pas lieu de s'étonner, car, si nous prenons comme terme de comparaison la quantité d'albumine que je regarde comme normale pour un homme de 65 kilogs, c'est-à-dire 130 calories (65 × 2 cal.), nous constatons que les 200 grammes de pain et les 300 grammes de lait qu'il prend au moins tous les jours lui en fournissent déjà 70, *soit plus de la moitié*. Le surplus, il le trouvera facilement dans les autres aliments, attendu que si l'on calcule ce qu'en renferme une part moyenne de chacun d'eux, (par une part moyenne, j'entends ce qu'en mange habituellement un adulte d'appétit ordinaire à un repas), on a : Dans les légumes secs, haricots, pois et lentilles, 40 calories azotées, 60 et même 80 quand ils sont réduits en purée ; dans les petits pois et les haricots frais, 40 à 50 calories ; dans deux œufs, 40 calories ; dans une bouillie au lait, dans une portion de gâteau de riz (de 150 gr.), 30 à 35 calories ; dans du macaroni ou des pommes de terre au gratin, encore 25 à 30 calories ; dans un fromage à la crême, au moins 45 calories ; dans un morceau de camembert ou de brie, 20 calories ; sans compter enfin les 10, 15 ou 20 calories des différents légumes verts, épinards, choux-fleurs, etc. (V. tableau. p. 60.)

Elles sont suffisantes même pour celui qui exerce une profession manuelle

Une lueur d'hésitation pourrait rester dans l'esprit de ceux qui s'obstinent à croire que l'albumine est un aliment de force indispensable tout au moins à celui qui exerce une profession manuelle. Je ne m'attarderai pas à vous rappeler les expériences décrites dans tous les traités de physiologie, qui prouvent surabondamment que le travail physique n'entraîne qu'une destruction extrêmement minime des matériaux azotés. *La cause est jugée*, et je n'en dirais même rien, si je n'avais pas à apporter à l'appui de cette thèse un fait caractéristique qui, j'espère, entraînera votre conviction. Dans une raffinerie d'Attigny (Ardennes), on emploie, pour arracher les betteraves destinées à l'extraction du sucre, des Flamands, qui, *payés aux pièces*, travaillent avec acharnement depuis le petit jour jusqu'à la nuit noire. Or, la moyenne de la ration quotidienne de ces ouvriers, calculée sur un total de 1,053 journées, donne par homme et par kilo, juste cal. 4-70 d'albumine, provenant de l'alimentation commune à tous, soit de 880 grammes de pain, 360 grammes de lard et 1,130 grammes de pommes de terre (par tête), sans café ni alcool. Je ne crois pas, *étant donné la quantité d'aliments ingérés*, qu'on puisse réaliser un régime plus pauvre en azote. — Cette même observation est également bien démonstrative à un autre point de vue : sachant, comme nous l'a récemment appris M. Lefèvre (1), qu'un organisme humain est capable de fournir en un jour une dépense pouvant exceptionnellement s'élever jusqu'à 880,000 kilogrammètres ; admettons que ces manœuvres, dens leur dur labeur, arrivent à 450,000 kilogrammètres, hypothèse qui, dans le cas actuel, est absolument plausible ; et alors, si de leur ration, qui est de 4,800 calories, nous déduisons les 3,180 calories *qui sont utilisées sous forme de travail*, nous trouvons qu'elle se réduit à 1,620 calories (soit 24 calories par kilo et par vingt-quatre heures) (2), c'est-à-dire précisément au chiffre que nous avons adopté pour la ration de sédentarité.

Quelle que soit la voie que nous prenions, nous retombons donc toujours à 24 calories, dont 2 consacrées à l'albumine, autrement dit au principe azoté (3) que, sauf exception rare, l'on rencontre aussi bien dans

Restent 22 calories pour les aliments servant aux combustions de la machine humaine.

(1) *Réforme alimentaire*, 1901, 12, p. 226.

(2) $450,000 \text{ kgm.} \times 3 = \dfrac{1,350,000 \text{ kgm.}}{425} = 3,180$ calories,

et $4,800 \text{ calories} - 3,180 \text{ calories} = \dfrac{1,620 \text{ calories}}{65 \text{ kilogs}} = 24$ calories.
Pour l'explication de ce calcul, voir p. 37.

(3) Même remarque au sujet des autres principes alimentaires, dont les calories représentent, non le poids *des aliments* farineux, gras ou sucrés, mais le poids des principes farineux, gras ou sucrés, qui, par leur réunion, constituent un aliment donné.

les végétaux que dans les aliments tirés du règne animal. C'est à cette albumine qu'est dévolu le rôle de réparer la machine humaine, dont l'usure, contrairement à ce que l'on croyait jadis, est insignifiante : *en réalité, le suralimenté s'encrasse plus qu'il ne s'use*. Restent 22 calories pour le combustible que cette machine emploiera à entretenir notre chaleur naturelle et à subvenir au travail physique. Nous allons, dans ce but, mettre à contribution, d'une part les hydrocarbures (amidon et sucres), d'autre part les graisses.

L'alcool ne saurait être compris parmi ces aliments combustibles : ce n'est pas un aliment, mais un excitant qui use.

Pour être complet, je devrais aussi faire entrer en ligne de compte *l'alcool*. Raisonnant sans parti pris, et uniquement avec l'intention de donner à l'organisme tout ce qui peut lui être utile, je lui aurais laissé place dans ma ration, si je lui avais reconnu quelque avantage. Mais il n'offre que des inconvénients, des dangers, *et n'est même pas un aliment au sens propre du mot*. Ce que j'avance, je le prouve, en me couvrant de la haute autorité du professeur Chauveau, qui, dans une communication récente à l'Académie des sciences (14 janvier 1901), s'exprime ainsi : « L'alcool ingéré ne participe que très faiblement, s'il y participe, aux combustions où le système musculaire puise l'énergie nécessaire à son fonctionnement. A l'état de repos, l'organisme n'utilise pas plus l'alcool pour les dépenses physiologiques ordinaires, que pour celles qui résultent du travail musculaire. J'en déduis que la substitution d'alcool au sucre dans l'alimentation est une opération désastreuse à tous les points de vue, car elle a pour conséquence une diminution du travail fourni par le sujet, lequel d'autre part s'entretient moins bien. » — De même que pour l'albumine, nous pouvons donc dire : la cause est jugée. L'un et l'autre sont avant tout des excitants : comme tels ils poussent à la dépense, fatiguent le sujet qui en use, épuisent celui qui en abuse (1)... *Or, nous*

(1) Rosemann a démontré que l'alcool s'attaque aux tissus nobles de l'organisme, *en respectant ses réserves adipeuses* : c'est pourquoi l'alcoolique peut conserver longtemps les apparences d'une santé florissante. (*Médecine moderne*, 1899, n° 46.)

ne savons pas où commence l'abus : tout dépend de dispositions individuelles qui nous sont absolument inconnues, et ce que j'ai dit de la suralimentation consécutive au régime carné, s'applique en tous points à l'alcoolisme, *qui prend pied en nons sournoisement* sans qu'aucun symptôme saillant appelle l'attention sur l'intoxication qui lentement nous mine et nous tue. *Méfions-nous donc de « l'aȝotisme » et redoutons l'alcoolisme.*

. Je reviens aux *aliments vrais*, aux amidons, sucres et graisses. Tous ils nous sont nécessaires, mais tous ils se digèrent plus ou moins mal par l'arthritique arrivé à une certaine phase de sa maladie. Ironie du sort, le seul aliment qui lui plaise par goût, le seul qui triomphe encore des défaillances de son estomac, c'est la viande, et elle lui est défendue, parce que, sortie du territoire digestif, elle devient un danger pour son organisme surmené ! Dans cet impasse, pour établir un régime rationnel, nous sommes donc obligé d'avoir de nouveau recours au calcul, qui nous aidera à déterminer les proportions respectives de chaque catégorie d'aliments. Or, tous les auteurs qui jusqu'ici se sont occupés de diététique, ont bien indiqué le rapport à maintenir entre les hydrocarbones et les graisses : mais personne, que je sache, n'a fait de différence entre le sucre et l'amidon; et cependant c'est, tout au moins pour l'arthritique, une question importante, autant que délicate à résoudre. Efforçons-nous donc de fixer exactement ce qui doit revenir aux graisses d'abord, puis aux sucres : les féculents combleront la différence.

Les substances grasses sont, de tous les aliments, les plus difficilement tolérés par la généralité des arthritiques. Il importe donc de les réduire dans la mesure compatible avec nos habitudes culinaires, car s'il est possible de s'abstenir de certains mets très gras, on ne peut guère concevoir une cuisine d'où serait absolument banni ce genre d'assaisonnement. — Du reste, la graisse a son utilité dans le mécanisme digestif surtout chez le gros mangeur, dont elle tempère l'appétit, en modérant l'activité de son estomac : c'est même pour cette raison, soit dit entre parenthèses, qu'elle est particulièrement indigeste quand on l'associe à des aliments fortement azotés, par exemple à la viande (1). Elle est, en outre, un excitant propre du pancréas, dont la sécrétion complète l'élaboration des principes alimentaircs préalablement modifiés par la salive et le suc gastrique. Elle accélère aussi l'excrétion de la bile et contribue par son intermédiaire à faciliter l'exonération de l'intestin (2). Enfin, après absorption, elle va constituer dans l'intimité de nos tissus des réserves précieuses pour les temps de disette.. — Il ne faut donc pas songer à l'exclure de la table de l'arthritique, qui d'ailleurs la supportera mieux avec un régime végétarien qu'avec le régime carné, mais viser seulement à en limiter la consommation. C'est ce que nous avons fait en lui attribuant *pour sa part* 5 *calories*, qui correspondent à une quantité de lait, crème, huile, beurre animal ou végétal, suffisante pour accommoder convenablement notre nourriture de tous les jours. On peut évidemment se tenir au-dessous de ce chiffre, en remplaçant les principes gras par d'autres éléments également nutritifs, mais nous ne conseillons pas de le dépasser, car nous croyons être avec lui dans les justes limites du « *ni trop, ni trop peu* ».

2º Les sucres. Ils sont indispensables, car ce sont les vrais aliments de force : mais, leur absorption se faisant lentement, nous devons en limiter la consommation à 6 calories par kilo et par 24 heures.

Sur le sucre, j'aurais beaucoup à dire pour le réhabiliter dans l'esprit de ceux qui ne voient en lui qu'un accessoire de la gourmandise, pour apprendre à ceux qui l'ignorent, que *c'est un aliment indispensable, que c'est l'aliment de force par excellence.* J'en parlerai plus tard. *Pris à doses modérées,* il ne mérite pas la mauvaise réputation que lui ont faite les gens qui ne l'aiment pas ou le digèrent mal. Il n'est réellement préjudiciable qu'aux arthritiques souffrant de fermentations

(1) PAWLOW, p. 233.

(2) D'après Pawlow, la graisse retarde considérablement la sécrétion psychique de l'estomac (p. 168), mais excite la sécrétion chimique du pancréas (p. 196), de même que l'excrétion de la bile (p. 252).

gastriques, avec gonflement, pesanteurs et brûlures d'estomac, tous symptômes dus à un arrêt dans le cheminement du bol alimentaire dans le gros intestin, et qui cèdent plus ou moins vite à un traitement purgatif judicieusement conduit. Dans cette circonstance le sucre n'est donc contre-indiqué que d'une façon passagère : je le répète, c'est une question de dose, et aussi de mode d'administration. Par sucre, en effet, il ne faut pas comprendre seulement le sucre en nature, mais tous les aliments sucrés, *spécialement les fruits*, qui, dans un régime bien compris, doivent être servis à tous les repas : là le sucre est dilué et uni à des matières organiques qui nous permettent de l'assimiler sans effort. Malgré tout, son absorption se faisant assez lentement, il convient encore une fois de rester dans les bornes du « *ni trop, ni trop peu* » : c'est pourquoi nous lui assignons *un coefficient de 6 calories*. Joignons-les aux 5 calories des graisses, et nous avons un total de 11 calories sur 22 : c'est dire que, *à notre avis, les combustibles de la machine humaine doivent être empruntés à parties égales, d'un côté aux sucres et graisses, de l'autre aux farineux, pour lesquels restent 11 calories.*

On doit donner la préférence aux fruits.

Cette répartition n'est point fantaisiste : elle résulte de combinaisons soigneusement étudiées dans le but d'offrir à l'organisme, en première ligne un aliment pouvant être *immédiatement* converti en énergie (le sucre), puis un autre également susceptible d'être transformé en force, *mais dans un délai variable suivant les besoins du moment* (l'amidon), enfin un troisième apte à se collecter en réserves, qui ne seront mobilisées *qu'après épuisement des deux autres* (les graisses).

(Pourquoi nous avons établi une différence entre ces divers aliments.)

En outre, cet agencement nous donne la latitude de ne pas faire une trop large place dans la ration alimentaire à l'amidon, *et à son principal représentant, le pain.* Or, si l'arthritique échappe parfois à l'intolérance pour les matières grasses ou sucrées, il est rare qu'il ne soit pas la victime de la dyspepsie des féculents. — *Cette dyspepsie des féculents, c'est celle des gens bien por-*

3° Nous abusons généralement de l'amidon, du pain surtout : d'où une dyspepsie (dite des féculents), que l'on ne soupçonne pas, et qui, conjointement avec la suralimentation, mène à l'arthritisme. — S'en tenir à 11 calories par kilo et par 24 heures.

tants, ou du moins qui croient se porter bien : longtemps elle reste latente, ignorée parce qu'elle se traduit seulement par des malaises vagues et fugaces, que l'on ne songe même pas à rattacher à l'estomac..., et cependant elle s'accentue tous les jours, et tôt ou tard s'accompagne fatalement de fermentations. Celles-ci s'exerçant en grand sur la masse considérable *de pain* ou de farineux qu'ingèrent communément les gros mangeurs, imprègnent leur organisme de dérivés acides (acides lactique et autres (1), et créent l'arthritisme, conjointement avec la suralimentation, ou le compliquent, le rendent incurable. — L'enchaînement des faits est logique : il est forcé ; voyons comment. Toute alimentation supérieure à nos besoins réels surexcite vivement, je vous l'ai dit au début, les sécrétions gastriques riches en acide chlorhydrique : dans ce milieu l'action de la salive se trouve instantanément neutralisée et les féculents subissent un premier retard dans leur élaboration. Puis ils passent dans l'intestin grêle qui, stimulé par la « chasse » biliaire que suscite l'afflux d'aliments de toute nature, les pousse rapidement jusqu'au cœcum. Là, pour peu que cet organe *mal musclé* cède à la surcharge de déchets qu'il reçoit quotidiennement, *il se fait une stagnation* de tous les dérivés alimentaires qui n'ont pas eu le temps de se transformer : l'amidon en particulier, *que sa coque résistante et dure* (2) *a malencontreusement protégé contre la salive et le suc pancréatique*, s'y trouve en grande quantité..., et il y fermente, comme il a déjà fermenté dans l'estomac. — N'avais-je pas raison de vous dire que les farineux sont l'ennemi de l'arthritique, autant et plus que les graisses et le sucre, et qu'il est prudent de se garder d'un aliment dont, depuis notre plus tendre jeunesse, *nous usons généralement trop, rarement trop peu?*

Résumé et conclusions pratiques.

Résumons-nous clairement et pratiquement. — Le régime carné, relevé par des condiments irritants, et

(1) V. Pascault, *Hygiène aliment. des arthritiques*, Paris, 1901.

(2) Il s'agit ici des grains élémentaires de l'amidon, visibles seulement au microscope.

l'habitude d'obéir aux usages acceptés de tous, engendrent *à notre insu* la suralimentation : la suralimentation mène à l'arthritisme. Pour guérir, *encore une fois, il faut le vouloir, le vouloir bien, le vouloir longtemps.*

Mais l'application de cette thérapeutique morale *n'est possible* que si l'on supprime en même temps toute excitation anormale du tube· digestif et de l'organisme. De ce fait, le régime végétarien s'impose. — Première conclusion relative à la qualité de l'alimentation : *pas de viande, pas d'alcool.*

Il faut, en outre, apprendre à devenir sobre. — Deuxième conclusion relative à la quantité : *Manger peu, et surtout, pour la plupart d'entre vous, manger peu de pain.*

Si je prends comme point de comparaison le chiffre qu'Armand Gautier a donné comme moyenne de l'alimentation des peuples habitant l'Europe (2,230 calories), j'arrive à cette troisième conclusion : **La ration de tous ceux qui ne sont ni petits ni gros mangeurs, doit être diminuée d'un bon quart ou d'un tiers** (rapport existant entre notre ration-type 1,600 calories et la moyenne de Gautier 2,230 calories).

Mais ce ne sont là que des indications approximatives : en réalité, *il n'est qu'un moyen de déterminer exactement la ration nécessaire à chacun de nous, le calcul.* — Rappelons le mot très juste de Fonssagrives : « Celui qui parle de sobriété mange trop ; celui qui n'en parle pas, mange beaucoup trop. » — Parlons-en donc, mais évitons de manger encore trop, en calculant de façon à *donner à notre organisme tout ce qu'il lui faut, mais rien que ce qu'il lui faut.* — Cette évaluation, je vous l'ai rendue facile en dressant un tableau, dans lequel sont consignées les proportions de chaque aliment en regard du poids d'un individu donné (v. p. 58). Il vous suffira, pour le mettre en pratique, de *vous peser d'une part* (1) *et, d'autre part, de peser, une fois pour*

La ration doit être calculée :

1º D'après le poids actif du sujet.

(1) Les personnes obèses ou très maigres *devront*, non seulement se peser, mais en outre faire subir au résultat donné par

toutes, la quantité de pain correspondant à votre ration personnelle. Ce n'est pas trop demander, je pense, à ceux qui croient avec moi que la santé est le plus précieux de tous les biens. *Mieux vaut régime que médecine.* »

2° D'après son âge. Ma ration-type de 24 calories par 24 heures s'applique à l'homme adulte; la diminuer chez le vieillard; l'augmenter chez le jeune homme et l'enfant.

Spécifions maintenant exactement à qui s'applique notre ration de 24 calories · par vingt-quatre heures, et dans quelles circonstances il faut la modifier. — *Notre ration a été conçue pour équilibrer les dépenses d'un homme adulte, c'est-à-dire d'un âge allant environ de vingt-cinq à quarante-cinq ou cinquante ans* ; au delà, on la diminuera proportionnellement au ralentissement organique En deçà, on l'augmentera dans une mesure que j'ignore, faute d'expériences à ce sujet. Mais *a priori* je crois qu'un organisme jeune est actif et vigoureux, non pas tant parce qu'il mange et brûle *plus* qu'un adulte, mais parce qu'il digère, assimile et oxyde *mieux* que lui. J'en déduis que l'alimentation pendant la croissance ne doit guère être, *toutes proportions gardées*, plus abondante que celle de l'âge moyen, et qu'il y a lieu de la rationner strictement dès les premiers indices de troubles dans les fonctions digestives, ou pour peu qu'il se dessine une tendance à l'engraissement. — Parmi les troubles digestifs, je vous signalerai certaines anomalies de l'appétit, sur l'interprétation desquelles on se trompe toujours. C'est ainsi que la faim (avec le caractère d'intensité que je lui attribue par opposition à l'appétit), *la faim doit être regardée comme un phénomène d'ordre presque pathologique : il en est de même de l'appétit irrégulier :* l'un et l'autre dénotent généralement de la constipation, de la stase dans des organes digestifs surmenés, je pourrais dire « forcés » par une

(L'appétit exagéré ou irrégulier dénote une alimentation trop copieuse. — Il en est de même de la tendance à l'engraissement. — Comment on reconnaît les premiers indices de fatigue digestive ou d'obésité.)

cette pesée, une correction permettant de déterminer leur *poids actif (ou unité biologique)*, c'est-à-dire la quantité de tissus réellement vivants, actifs, qui entrent (ou devraient entrer, pour les maigres) dans la constitution de leur individu. Cette correction est d'ailleurs facile à faire : (Voir Pascault, *Le Régime végétarien considéré comme source d'énergie*, p 8, note 1.

trop copieuse nourriture. — Cet enfant doué d'un appétit excessif ou inconstant, mettez-le nu, debout devant
vous ; voyez son ventre, il commence à s'arrondir, à
« pointer » ; couchez-le sur le dos, et cette légère saillie
s'efface : *le ventre n'a plus la même physionomie*, il
s'étale..., l'intestin est déjà touché par l'atonie. Retour-
nez-le : les reins sont creux, étroits, ou gras mais
insuffisamment musclés, il est mal râblé (1). En outre,
la paroi abdominale, les joues, les cuisses sont infiltrées
de graisse, *les chairs sont molles...*, c'est le début de
l'obésité. Or, l'enfant qui engraisse n'est pas à proprement parler un malade, mais il se trouve dans des conditions extra-physiologiques ; *il est sur le seuil de la
maladie*, car cette accumulation de matériaux de réserve
indique que l'organisme débordé n'est plus à la hauteur
de sa tâche. Il n'est que temps de mettre un terme à ses
erreurs de régime.

Je n'insiste pas et fais seulement remarquer que, chez
l'adulte, ces mêmes effets dérivant des mêmes causes, le
traitement est identique. Pour l'arthritique en particulier, quand il est arrivé à la période d'état, j'ai déjà dit
que ma ration est plus que suffisante et qu'il y aurait
même avantage à l'abaisser si l'analyse des urines prouve
que ses oxydations sont notablement inférieures à la normale (v. p. 20). Ce sont là des *questions de tempérament, variables à l'infini*, et dans lesquelles l'intéressé,
généralement mauvais juge, agira prudemment en s'en
rapportant aux conseils de son médecin.

3° D'après son tempérament : application à l'arthritique.

Indépendamment du poids, de l'âge et du tempérament du sujet, — je devrais ajouter : du sexe, *car la
sobriété, telle que je la comprends, est encore plus
nécessaire à la femme qu'à l'homme*, — il est deux raisons qui pourront nous contraindre à faire subir à la
ration-type des changements plus ou moins marqués :
ce sont les variations de la température extérieure et le
travail physique. L'organisme, ai-je besoin de le rap-

4° D'après son sexe.

(1) Pagès, *Les Méthodes pratiques en zootechnie*, p. 87.
Paris, 1898.

peler, emploie son combustible soit à nous maintenir à une température à peu près fixe, soit à faire du mouvement. Examinons successivement ces deux modes de dépense.

1º *Déperdition du calorique par la radiation cutanée.* — Le Dr Maurel ayant démontré qu'il suffit d'une différence de 2 degrés dans la température ambiante pour modifier sensiblement les dépenses organiques, et qu'un écart de 18 à 20 degrés peut les doubler (1), a insisté avec juste raison sur l'importance capitale qu'il y a à augmenter ou diminuer la quantité de nourriture suivant les climats et les saisons. Cette manière de voir, vraie au fond, comporte cependant à notre avis quelques atténuations. En réalité nous n'avons pas à nous adapter constamment aux fluctuations atmosphériques, car la plupart d'entre nous vivent dans une sorte [de climat artificiel dont la température ne s'éloigne guère de 12, 15 ou 18 degrés ; en outre, nous sommes toujours vêtus assez chaudement pour que les influences extérieures soient en grande partie neutralisées (2). La déperdition de calorique par la peau est donc en tout temps considérablement entravée, et ne se trouve modifiée d'une façon appréciable que par les grands froids, qui l'exagèrent un peu, et surtout par les fortes chaleurs, qui la ralentissent, et même l'annihilent complètement quand elles atteignent 28 ou 30 degrés. *Or, nous avons calculé notre ration pour les saisons intermédiaires de nos pays, pendant lesquelles la moyenne des températures du jour et de la nuit flotte entre 10 et 15 degrés.* Nous pensons donc que, sauf pour l'individu qui par profession vit au grand air, exposé à toutes les intempéries, cette ration peut rester la même pendant huit à neuf mois de l'année sur douze : *seules les chaleurs de l'été devront nous la faire baisser d'une quantité que nous évaluons, d'après les indications de Maurel, à 1/5 ou 1/4 (ration d'été).*

Ma ration-type de 24 calories par 24 heures variera suivant les saisons : l'augmenter légèrement par les grands froids; la diminuer de 1/5 par les fortes chaleurs (ration d'été).

(1) MAUREL, *loc. cit.*, p. 39.

(2) Bordier estime que la couche d'air comprise entre les vêtements et la peau varie entre 24 et 30 degrés.

En parlant à l'instant du soin que nous mettons à nous vêtir chaudement, nous avons simplement constaté un fait sans y apporter aucun esprit de critique. Nous ne pouvons cependant approuver sans réserve l'habitude de se couvrir de tissus à peu près imperméables, qui s'opposent à la transpiration et au rayonnement cutané; *la chaleur et la sueur sont, au même titre que tout ce qu'élimine le corps humain, des déchets*, et il serait à souhaiter que nous les emmagasinions avec moins de sollicitude. L'arthritique, qui brûle mal, gagnerait beaucoup à en favoriser le libre passage par des vêtemenis appropriés, et par des pratiques hydrothérapiques, qui auraient pour lui le double avantage de stimuler ses oxydations languissantes, et de l'*endurcir*, de le rendre moins impressionnable à ces refroidissements qu'il redoute et qu'inconsciemment il provoque par une hygiène mal entendue. *(C'est une faute d'hygiène que de s'opposer à la déperdition de la chaleur, car la chaleur est un déchet qu'il faut éliminer.)*

2° *Le second mode de dépense consiste dans le travail physique* (1) : or, ceite dépense peut être nulle, ou au contraire constituer la plus grosse part du budget de ceux qui ont une vie très active ou un métier manuel. — *Si elle est nulle ma ration-type de 24 calories par vingt-quatre heures est majorée* dans une proportion qu'il est facile d'établir. En effet, basée sur la quantité d'aliments qu'ingéraient des convalescents vivant à l'hôpital, il suffit d'en déduire les calories affectées à l'exercice qu'ils prenaient tous les jours, soit approximativement 4 kilomètres. Nous verrons tout à l'heure que ces 4 kilomètres nécessitent une dépense de 240 calories environ; retranchons-les des 1,440 calories qu'absorbaient ces hommes sous forme de lait (v. note 1, p. 20), il nous reste 1,200 calories, *soit* 20 *calories au lieu de* 24 *par kilo du poids du corps* (1,200 cal. : 60 kil.). Il en résulte que ma ration-type comporte *un excédant* de combustible. *Diminuer ma ration-type de 1/5 si l'on garde le repos complet (ration d'immobilité).*

---

(1) Dans le cas de travail cérébral, ma ration de sédentarité est suffisante, car ce genre de travail augmente seulement la consommation des matériaux azotés, et encore dans une limite très restreinte.

de 4 calories (*de 5 ou même de 6 calories pour l'arthritique dont les oxydations sont ralenties*), excédant que devra supprimer celui qui se trouve condamné à l'immobilité, au séjour au lit, sous peine de se suralimenter. Or, chez un homme de 65 kilogs, ces 4 ou 5 calories représentent un total de 260 à 320 calories ; on en déduira que, *pour réaliser la ration d'immobilité* (ration d'entretien des auteurs), *il suffit de diminuer ma ration-type de 1/5* (1) *ou de la ramener à* 18 *ou* 20 *calories par unité biologique.*

Ma ration-type s'applique aux personnes de vie peu active : d'où son nom de ration de sédentarité.

Cet excédant compris dans ma ration-type explique d'autre part pourquoi je lui ai donné le nom de ration de sédentarité ; il autorise en effet à faire tous les jours, *sans compromettre ses réserves,* ce que faisaient les hommes dont l'alimentation a servi de base à son établissement. Il autorise même à faire plus, car ces hommes manquaient évidemment de l'entraînement, grâce auquel, *à dépenses égales,* le rendement de la machine humaine peut presque doubler. *Ma ration-type de* 24 *calories par vingt-quatre heures est donc bien une ration de vie sédentaire, permettant un travail quotidien minime, équivalant à* 4, 6 *ou* 8 *kilomètres de marche à pied* (2). C'est la ration de quiconque exerce une profession libérale, c'est celle de l'homme de bureau, de l'employé astreint à une besogne peu fatigante.

Elle est insuffisante pour celui qui mène une vie très active, et pour l'ouvrier : lui ajouter une ration de travail proportionnelle à la dépense physique et à l'entraînement du sujet.

Mais dès que la dépense dépasse ces limites, elle devient manifestement insuffisante ; aussi l'ouvrier qui « peine », doit-il lui ajouter une proportion d'aliments *farineux, gras et sucrés,* en rapport, d'une part avec la quantité de travail qu'il effectue, d'autre part avec

(1) En effet., ma ration-type pour un homme de 65 kilogs = 24 calories × 65 = 1,560 calories, et le 1/5 de 1,560 = 310 calories. — Ce raisonnement est inexact pour un homme d'un poids supérieur à la moyenne : il est cependant assez approché de la vérité pour pouvoir être utilisé dans la pratique.

(2) Les 320 calories d'excédant que renferme la ration de sédentarité d'un homme de 65 kilogs équivalent en effet à 4 kilomètres pour un homme non entraîné, à 8 kilomètres pour un homme très entraîné.

l'effort qu'il déploie, — ce qui revient à dire que si ma ration-type doit être augmentée proportionnellement au travail, cette augmentation variera, en plus ou en moins, suivant le degré d'entraînement de celui qui l'exécute. *On obtiendra ainsi une ration dite de travail*, dont les éléments sont, comme vous le voyez, tellement personnels qu'il est presque impossible de fixer une moyenne.

Il importe cependant d'évaluer ce que doit être, dans un cas donné, cette recette supplémentaire. Pour vous mettre à même de la calculer d'une façon aussi approchée que possible de la vérité, j'ai choisi un mode de travail pour lequel nous avons des données mathématiques, et qui offre l'avantage de fournir un point de comparaison d'une appréciation facile pour tous. Je veux parler de la marche à pied. — Marey, qui s'est illustré par ses recherches sur la locomotion, estime qu'un homme de poids moyen marchant en terrain plat dépense $4^{kgm},68$ chaque fois qu'il fait un pas. A une allure moyenne on peut compter mille trois cent cinquante pas environ par kilomètre, soit 6,3oo kilogrammètres. — Jusqu'ici le problème est simple, mais où il se complique, c'est quand il s'agit de savoir au juste combien l'organisme doit brûler pour ce travail. En effet, de la chaleur qu'il met en liberté par ses combustions, une bonne partie reste à l'état de chaleur inutilisée, en vertu de laquelle nous nous échauffons en prenant de l'exercice, et 20, 25 ou 3o p. c. seulement sont transformés en travail; c'est ce que l'on exprime en disant que le rendement de la machine humaine est de 1/5 ou 1/4 dans les cas ordinaires, de 1/3 chez les sujets très entraînés. — Il s'ensuit que, pour faire 1 kilomètre à pied, nous sommes forcés de brûler assez de combustible pour compenser, non pas une dépense nette de 6,3oo kilogrammètres, mais une dépense de trois, quatre ou cinq fois plus élevée (1). Représentons ces kilogrammètres en calo-

(1) Voir à ce sujet (*in Ref. alim.*, 19o1, 12), l'article de M. Lefèvre, qui a bien voulu m'aider de ses conseils pour ces calculs de rendement de la machine humaine. Je suis heureux de trouver l'occasion de l'en remercier.

ries (1), et nous verrons que *par kilomètre il faudra
ingérer une quantité d'aliments valant 75 à 80 calories
pour un individu non entraîné, 60 calories pour celui
qui se trouve dans de bonnes conditions moyennes,
40 calories seulement pour celui qui est en plein entraînement* (2).

Partant de là il est possible à chacun de vous de calculer approximativement sa dépense journalière, en la
comparant à la fatigue qu'il éprouve à la suite d'une
marche de tant ou tant de kilomètres. Vous aidant
ensuite du tableau dans lequel je donne la valeur en
calories de la plupart des aliments usuels tels qu'ils sont
servis sur la table (v. p. 60), vous pourrez compléter
votre ration de sédentarité, en lui adjoignant un plat,
ou en augmentant la quantité d'un aliment quelconque
(pain, lait, aliment sucré par exemple), ou encore en
choisissant une ration supérieure à celle qui correspond
à votre poids. — C'est ainsi qu'*un ouvrier de poids
moyen, faisant ce qu'on est convenu d'appeler un travail modéré* (3), *ne provoquant qu'une fatigue légère,
devra majorer sa ration d'un bon tiers ou d'un quart
seulement* (de 620 cal. ou 390 cal.), *suivant qu'il est
plus ou moins entraîné :* il y arrivera, s'il pèse 65 kilogs

----

(1) Pour évaluer l'équivalence de ces 6,300 kilogrammètres en
calories, les diviser par 425 (v. note p. 14); on obtient ainsi près de
15 calories.

(2) La marche en vélo exige une dépense trois ou quatre fois plus
faible que la marche à pied.

(3) Nous appelons travail modéré un travail de 100,000 kilogrammètres (16 kilomètres de marche), équivalant à 620 calories,
avec un rendement de 4, ou 390 calories avec un rendement de 3, après
défalcation des 320 calories qui, dans la ration de sédentarité, sont
employées au travail faible qu'elle comporte.

$$\text{Calculs :} \begin{cases} 100,000 \text{ kgm.} \times 4 = \dfrac{400,000 \text{ kgm.}}{425} = 940 \text{ cal.} \\ \quad - 320 \text{ cal.} = 620 \text{ cal. pour le sujet non entraîné.} \\ 100,000 \text{ kgm.} \times 3 = \dfrac{300,000 \text{ kgm.}}{425} = 710 \text{ cal.} \\ \quad - 320 \text{ cal.} = 390 \text{ cal. pour le sujet très entraîné.} \end{cases}$$

(ce qui donne droit à une ration-type de 1,560 cal.),
en prenant comme ration celles que j'attribue aux individus pesant 80 kilogs (1,920 cal.) ou 90 kilogs (2,160 cal.).
— S'il fait un travail très dur (1), il y aura lieu d'augmenter ses recettes dans des proportions beaucoup plus
considérables (au moins trois fois plus que dans le travail modéré), et d'ajouter à sa ration de sédentarité 1,500 à
2,000 calories.

Je me hâte de conclure et, pour dissiper toute équi-
voque dans vos esprits, me résume en quelques formules
simples de style algébrique : **Résumé et conclusions pratiques.**

1° *Un seul type de ration, d'où découlent toutes les
autres, c'est la* ration de sédentarité (24 *calories par
vingt-quatre heures*); elle est nécessaire et suffisante
pour maintenir en bon état de force et de santé tout
homme adulte qui ne fait pas un travail fatigant. *La
calculer sur son poids actif* (2). *La corriger, s'il y a
lieu, en raison de l'âge,* du sexe ou du tempérament
du sujet.

*Cette ration est applicable en tout temps dans nos
pays, sauf* par les grands froids (l'augmenter légèrement), *et par les fortes chaleurs (la diminuer de* 1/5
ou 1/4 = ration d'été) ;

2° Ration d'immobilité (pour un sujet alité) = *ration de sédentarité* — 1/5 : autrement dit = 18 à 20 calories par vingt-quatre heures;

(1) Par travail fort, nous comprenons un travail de 250,000 kgm ,
équivalant à une marche de 40 kilomètres.

$$\text{Calculs :} \begin{cases} 250{,}000 \text{ kgm.} \times 4 = \dfrac{1{,}000{,}000 \text{ kgm.}}{425} = 2{,}350 \text{ cal} \\ \quad - 320 \text{ cal.} = 2{,}030 \text{ cal. pour le sujet non entraîné.} \\ 250{,}000 \text{ kgm.} \times 3 = \dfrac{750{,}000 \text{ kgm.}}{425} = 1{,}760 \text{ cal.} \\ \quad - 320 \text{ cal.} = 1{,}440 \text{ cal pour le sujet très entraîné.} \end{cases}$$

Notons que par entraînement on peut arriver à fournir un travail
beaucoup plus considérable (v. p. 25).

(2) Ce sont ces rations de sédentarité qui sont données dans mon
tableau de la page 58).

3o **Ration de travail**, indispensable à celui qui réellement se fatigue. Elle est indépendante du poids et de l'âge du sujet, de la température extérieure, et *doit être uniquement proportionnée à la dépense physique et à l'entraînement de l'individu. Elle s'ajoute à la ration de sédentarité*, suivant un rapport que l'on peut évaluer très approximativement en disant que :

A. Ration de travail modéré = ration de sédentarité . . . .
- $+$ 1/4 chez les sujets très entraînés.
- $+$1/3 au moins chez les sujets peu entraînés.

B. Ration de travail fort = ration de sédentarité . . . . . .
- presque doublée chez les sujets très entraînés.
- plus que doublée chez les sujets peu entraînés.

En somme, dans les conditions ordinaires de la vie, tout se réduit à ceci : — Pour l'homme d'existence sédentaire, calculer sa ration d'après son poids actif et son âge : la diminuer de 1/5 en été ou s'il se trouve immobilisé; — pour l'homme de vie active, pour l'ouvrier, à cette ration fondamentale, adjoindre une ration de travail (la même en toute saison), proportionnelle à ce travail, mais plus ou moins forte suivant son état d'entraînement; la supprimer, s'il est obligé de se mettre au repos.

J'en ai fini avec les chiffres. — Évidemment, en sortant d'ici, vous n'aurez qu'une notion bien vague des vérités qu'ils démontrent : mais revenez-y à la lecture, posément, sans hâte, avec le désir de comprendre, *et d'apprendre ce qu'ils m'ont appris*. En développant devant vous ces théories abstraites, mon but, en effet, a surtout été de vous appeler à réfléchir sur vous-mêmes et de vous amener, par un travail lent de votre esprit, à reconnaître qu'en raisonnant notre alimentation, le végétarisme et la sobriété nous apparaissent comme nécessaires, parce qu'ils sont logiques, parce qu'ils répondent exactement au fonctionnement normal de l'organisme humain.

Mon intention était aussi de traiter le côté pratique de ces questions, de vous guider dans le choix des aliments convenant spécialement aux arthritiques..., mais le temps me manque. J'en ferai l'objet d'une autre conférence, et me contenterai de vous expliquer aujourd'hui quand et comment il faut boire et manger.

L'habitude est de faire le matin au lever un premier repas léger, *le déjeuner* ; à midi, un second plus copieux, *le dîner* ; et le soir, un troisième dans le menu duquel entre ordinairement de la soupe, d'où son nom de *souper* ; — ceci soit dit pour qu'il n'y ait pas de confusion avec la collation que prend souvent le Parisien affamé en sortant du bal ou du théâtre, sans souci du proverbe éminemment hygiénique, qui prétend avec raison que « qui dort, dîne ». Enfin, la mode veut depuis plusieurs années qu'entre le dîner et le souper on intercale un quatrième repas, *le goûter*, *le five o'clock*.

Discutons tout de suite ce dernier. — Il est parfois nécessaire, par exemple chez l'enfant et l'ouvrier manuel, où il permet de compléter une ration alimentaire forcément abondante, *tout en évitant les repas trop plantureux*. Il devra se composer alors d'aliments substantiels, tels que pain et beurre ou fromage, lait, chocolat ou confitures, fruits, etc. Chez le gros mangeur, il peut également être utile pour « couper l'appétit », afin que le souper soit dévoré avec moins de voracité : *mais ce ne sera qu'une mesure transitoire*, destinée à l'entraîner progressivement à manger moins, car à côté de minces avantages, elle offre de sérieux inconvénients. — En dehors de ces cas particuliers, le goûter ne doit être qu'une collation sans valeur nutritive proprement dite, et uniquement représentée par une tasse d'infusion aromatique, accompagnée de quelques biscuits secs, gauffrettes, Palmers, biscuits d'avoine... Dans ces conditions, il donne l'illusion de tromper la faim du moment présent, mais, en réalité, il excite les sécrétions de l'estomac, comme nous l'a démontré Pawlow par ses expériences de repas fractionnés (1), lesquels déterminent, dit-il, une plus-value de la quantité du suc gastrique et de sa puissance digestive. Le goûter a donc son utilité pour les estomacs paresseux, qui digèrent mal, péniblement ou douloureusement (2), mais il est funeste à ceux dont les fonctions sont régulières, car en définitive *il les mène à la suralimentation* par une voie détournée. Les gens bien portants auront donc tout avantage à supprimer le *five o'clock*, et j'ajouterai, à titre d'encouragement, que cette privation leur sera beaucoup facilitée par le régime végétarien, avec lequel la faim ne se fait jamais durement sentir, même quand les repas sont très espacés.

Les autres repas doivent être espacés. — Pour les autres repas, la règle la plus essentielle est de laisser entre chacun d'eux un laps de temps suffisant *pour que la digestion soit entièrement terminée* quand on se remet à table. Les repas rares, assez éloignés, sont donc préférables aux repas fréquents et rapprochés, sauf pour certains estomacs fatigués, irritables, qui, prenant peu à la fois, doivent prendre plus souvent.

En outre, ces repas se feront à heures régulières : mettons 7 heures du matin, midi et 7 heures du soir, par exemple, — *et seront tous à peu près d'égale importance.*

La sobriété est de règle au souper, principalement pour l'arthritique qui pendant son sommeil s'intoxique. — Le souper cependant gagnera à être réduit dans la mesure du possible, surtout si l'on se couche peu après. *Cette recommandation est d'un intérêt majeur pour l'arthritique,* car l'arthritisme ne va guère sans auto-intoxication. Or, pendant le sommeil, les oxydations se font avec moins d'intensité, les fonctions de neutralisation et d'élimination se ralentissent, et si le tube digestif, *ce grand générateur de poisons,* jette dans la circula-

(1) Pawlow, pp. 47, 126, 222; et p. 151, l'eau est un excitant chimique des sécrétions gastriques.

(2) Infusions très chaudes d'anis ou de thé léger, dans les pesanteurs d'estomac; de menthe, camomille ou tilleul, quand il y a de véritables crampes; lait dans les douleurs de l'hyperchlorhydrie, etc...

tion un excès de dérivés mal élaborés, le contrecoup s'en fait vivement ressentir : dans les cas les plus atténués, ce sont des cauchemars, de l'agitation, et, le matin, une lassitude, une courbature générale *caractéristiques* ; à un degré plus accentué, on a de l'insommie à heure fixe, puis des accès d'angoisse, de palpitations, de crises névralgiques ou de faux asthme... (1), et toute la série des affections arthritiques *à paroxysmes nocturnes*, qui ne font que traduire la réaction d'un système nerveux se défendant contre les produits délétères que nous avons bénévolement introduits dans notre organisme. A toutes ces manifestations, pour le moins gênantes, quelquefois dramatiques, je ne connais pas de remède plus efficace que l'extrême sobriété du repas du soir, le laxatif pris au milieu, de la nuit, au premier réveil (Glénard), et accessoirement les pratiques d'hydrothérapie toni-sédatives, telles que le maillot abdominal.

Après un souper frugal, l'appétit est vif le matin ; et le premier déjeuner, qui si souvent pèse, *et oblige à une diète qui ne vient pas à son heure*, ce premier déjeuner passe, et se digère sans difficulté, même si, *comme je vous y engage*, vous le faites assez copieux pour pouvoir attendre le dîner sans impatience.

En somme, dans cette répartition des repas, le but est de donner aux aliments le temps nécessaire à leur digestion *pendant la période où nous sommes en pleine activité*, de laisser l'estomac au repos durant toute la nuit, et de faire en sorte que la faim ne nous importune jamais au cours de la journée.

Un dernier détail pour les dyspeptiques. Il est banal d'entendre dire que l'on digère autant avec ses jambes qu'avec son estomac. Bien que l'axiome soit de Chomel, pour qui la dyspepsie n'avait pas de mystères, je me refuse à l'accepter sans discussion. En thèse générale, le repos *avant et après* les repas, me semble préférable chez ces malades dont l'estomac est lent à entrer en action : c'est

Le petit déjeuner du matin doit être assez copieux.

But de cette répartition des repas.

De l'exercice comme adjuvant de la digestion.

(1) Voir Pascault, *Hygiène alimentaire des arthritiques*, p. 25.

seulement une ou deux heures plus tard qu'un exercice modéré est susceptible d'apporter un concours utile à la digestion.

Il faut manger avec plaisir et attention.

C'est à eux aussi que s'applique surtout la remarque de Pawlow (p. 218), qui insiste pour que nous mangions avec attention, en faisant du repas un délassement, une distraction, — et pour que tout soit mis en œuvre afin d'éveiller en nous *le désir*, qui contribue si puissamment à stimuler les réflexes secrétoires de l'appareil digestif. En cela il avait d'ailleurs été devancé par Brillat-Savarin qui dit très justement *qu'une bonne digestion commence dans la cuisine*. Je vous démontrerai un autre jour qu'au point de vue des raffinements culinaires le végétarien n'a rien à envier à l'adepte du régime carné, et que la sobriété n'exclut nullement les plaisirs de la table pour quiconque veut n'en user qu'avec modération.

Importance capitale de la mastication.

Vous le voyez, savoir manger est tout un art : vous en soupçonniez peut-être les délicatesses, mais il est une chose que certainement vous ignorez, c'est la façon d'en rendre l'exercice agréable autant qu'utile par la pratique *méthodique* de la mastication. — Mastiquer ne consiste pas à déchirer un aliment de deux coups de dents, et à l'avaler d'une bouchée. Nous tenons un peu du ruminant par la forme de nos molaires et par la mobilité de notre maxillaire inférieur : mâchons donc comme lui, *consciencieusement*, si nous voulons tirer de l'aliment

1° Elle développe le sens du goût ;

le meilleur parti possible. — La physiologie nous enseigne que les papilles gustatives ne sont impressionnées que si la substance ingérée est à l'état liquide ou semi-liquide : c'est seulement en l'imprégnant de salive, en la malaxant, en la transportant jusqu'au contact de la base de la langue, où se trouvent les dites papilles, que l'on provoque la sensation du goût. La mastication méthodique aura donc pour premier résultat de vous faire apprécier la saveur des aliments ; elle développera chez vous un sens qui vous est inconnu, *parce que vous n'en avez jamais fait l'éducation*, et deviendra ainsi la source de jouissances légitimes et profitables : tel est son côté agréable.

Bien autrement important est son côté utile. On oublie trop volontiers que la digestion, commencée dans la cuisine, se continue dans la bouche : c'est même là que s'accomplit l'acte *le plus indispensable* au bon fonctionnement des autres segments de l'appareil digestif, la division des aliments. — *Plus les aliments sont broyés par les dents, mieux ils se digèrent.* — Si, en effet, ils ne sont pas absolument réduits en bouillie, leur attaque par la salive et le suc gastrique est très incomplète ; ce sont alors de véritables corps étrangers qui vont meubler l'estomac, et l'épuisent en un vain travail. De là ces dyspepsies, incurables tant que l'on s'adresse uniquement aux ressources inépuisables de la pharmacie, ces dilatations viscérales avec leurs malaises inexpliqués, cet affaiblissement général, cet anéantissement auquel on croit porter remède en mangeant encore plus, toujours plus, sans songer que *l'on se nourrit, non de ce que l'on ingère, mais de ce que l'on digère.* — En outre, dans la bouche, les farineux qui entrent pour une si grande part dans notre alimentation, trouvent le suc qui les transforme et les rend aptes à être assimilés ; non insalivés, ils subiront le sort que vous savez, ils fermenteront et donneront naissance aux acides qui constituent le sol sur lequel évolue l'arthritisme.

En y réfléchissant bien, la thérapeutique des dyspepsies tient presque tout entière dans cette question de la mastication. — Il en est de même de la thérapeutique de la suralimentation : mâchez à fond, et l'estomac, *vite satisfait*, ne criera plus famine. Aussi, indépendamment des dyspeptiques, sont-ce les gros mangeurs qui bénéficieront le plus de cette pratique hygiénique.

D'ailleurs, la mastication telle que je l'entends est le corollaire forcé du « régime réduit », que je préconise comme traitement de l'arthritisme et de la suralimentation. *L'un ne va pas sans l'autre,* car ma ration suppose que les aliments sont utilisés aussi complètement que possible : celui qui voudrait s'y soumettre sans s'habituer en même temps à diviser convenablement ses aliments, ne tarderait pas à croire que mon but est de le faire vivre de privations, quand au contraire je vise à donner à son palais et à son estomac toutes les satisfactions compatibles avec l'entretien de la force et de la santé. — L'écueil à éviter dans les premiers temps, avec mon régime restreint, sera donc *le défaut de mastication*; de même que la cause qui peut faire échouer les tentatives de végétarisme résidera presque toujours, au début, dans *une cuisson défectueuse des légumes* (1), faisant de ces aliments essentiellement digestibles des mets lourds et peu appétissants,

Comment il faut mastiquer. Dressez donc votre cuisinière, dirigez-la dans cet apprentissage nouveau pour elle, — et une fois à table, *pensez* à mastiquer, *apprenez* à mastiquer, lentement, *par petites bouchées*, avec méthode, *tous* les aliments, même le lait, les soupes et les purées (2), les légumes et les fruits, *mais surtout le pain et les farineux*. On vous traitera de maniaques; *soyez maniaques, votre santé en dépend*.

Quand et comment il faut boire. Cette façon de procéder est encore utile à un autre point de vue, qui ne manque pas d'intérêt. *Celui qui mâche bien, boit peu*, car la salive supplée en partie aux liquides que l'on prend à tort et à travers au cours du repas, sans souci de la distension de l'estomac et de la dilution des sécrétions digestives qui sont la conséquence de cette manière d'agir. Par lui-même d'ailleurs le régime végétarien atténue considérablement le besoin de boissons, car ses aliments apportent en eux une grande quantité d'eau de constitution qui, distillée par la nature, est parfaitement saine et d'une absorption

(1) Dans une conférence ultérieure, je reviendrai avec détail sur cette importante question.

(2) Pour cela, manger le lait, les soupes et les purées avec quelques croûtes de pain non trempées, puisque, comme je l'ai dit à propos de la spécificité des glandes digestives, c'est seulement avec les aliments *secs* que la parotide sécrète sa salive.

très facile (1). Cela ne vous dispensera cependant pas d'avoir à *penser*, à *apprendre* à boire *par petites gorgées* : s'il le faut, usez du subterfuge qui consiste à remplacer le grand verre habituel par un plus petit; vous ne courrez ainsi aucun risque, si par mégarde vous le videz tout d'un trait. — Et si d'aventure la soif vous poursuit, buvez un peu quand la digestion est terminée, une demi-heure ou une heure *avant* les repas, vous y trouverez l'avantage de préparer l'estomac à bien recevoir les aliments, puisque, ainsi que vous l'a encore démontré Pawlow (pp. 151, 204), l'eau est un stimulant efficace des sécrétions gastriques et pancréatiques; l'eau est donc, comme se plaît à l'enseigner Huchard, un véritable apéritif, et c'est à vrai dire *le seul* hygiénique. — Enfin, vous aurez aussi la ressource de boire au moment de vous mettre au lit, *ou mieux le matin, dès le réveil*. Le verre d'eau du soir favorise l'excrétion reinale pendant la nuit, c'est-à-dire pendant la période critique pour l'arthritique auto-intoxiqué; celui du matin aide à l'exonération de l'intestin et suffit parfois à la provoquer, sans douleur, sans coliques, s'il est bu selon les règles, lentement par gorgées..., ne faisons pas fi des petits moyens.

Je pense vous avoir suffisamment et clairement expliqué comment il faut boire et manger. Mais que faut-il manger? La question ne manque pas d'à-propos, puisque, tout en se disant omnivore, l'adepte du régime carné ne connaît guère que la viande et le pain; il ignore les céréales autres que le blé, dédaigne les légumes, ne voit dans les fruits que des objets de gourmandise, et dans le lait n'apprécie que la pire de ses contrefaçons, les fromages fermentés. Ici encore, c'est une éducation à refaire. La raison nous y oblige, car

(1) Dans ma ration de sédentarité, d'accord avec la plupart des auteurs, j'ai fait entrer l'eau dans la proportion de 24 grammes par kilo et par vingt-quatre heures. *Avec le régime végétarien*, il suffit de deux ou trois verres de boisson par jour pour atteindre facilement le chiffre voulu.

elle nous apprend que si les fruits, le lait et les céréales sont très nourrissants, les légumes ont aussi dans notre organisme une haute fonction à remplir, celle d'apporter aux ferments de la vie les sels minéraux qui éveillent leur activité transformatrice. Tous les aliments sont utiles, nécessaires, car *chacun d'eux a ses qualités propres, son mérite personnel, ses propriétés spéciales.* Vous devez donc apprendre à les aimer tous. — Apprendre..., que de fois ai-je répété ce mot qui devrait n'avoir de sens que pour l'enfant, et que je suis obligé sans cesse de reprendre en m'adressant à vous, *parce que vous ne savez pas !* — Et alors, quand vous aurez *appris* à manger de tout, la tâche ardue qui effraie la maîtresse de maison, la confection des menus, deviendra chose facile.

1º Déjeuner.

Au petit déjeuner du matin, vous aurez le choix entre le lait et le classique café au lait, le chocolat ou mieux le cacao et les mélanges chocolatés, dont la plupart sont d'une digestion très facile ; puis toute la série des potages ou bouillies, que l'on peut faire suivre d'un peu de compote en hiver ; en été *le pain et les fruits,* ou le lait caillé, — j'allais oublier le thé léger, avec pain grillé et beurré, dont s'arrangent parfaitement certains estomacs délicats.

2º Dîner. Deux plats seulement et un dessert.

Au dîner, ma ration n'autorise que deux plats et un dessert. — *Il faut s'y tenir, car la multiplicité des mets conduit fatalement à la suralimentation.* — De ces deux plats, l'un sera constitué par un légume de saison, l'autre par un farineux (1), introduit ici pour répondre à l'indication de *varier l'alimentation,* et surtout pour nous permettre de *diminuer la proportion de pain.*

(1) VITAL, *in Réforme alimentaire,* 1900, 5, 6, est aussi par la pratique arrivé aux conclusions que nous impose la théorie. Nous ne saurions cependant partager sa manière de voir au sujet de la soupe, qui ne dilue pas un suc gastrique absent au moment où on la mange, qui contribue au contraire, par son eau, à en favoriser la sécrétion. La soupe ne doit être déconseillée qu'aux obèses, car il est reconnu que l'association des farineux et de l'eau favorise l 'engraissement.

Quant au dessert, j'y insiste, parce que je veux détruire en vous l'idée fausse que l'on s'en fait généralement : *le dessert et les entremets ne sont pas des accessoires, ce sont de vrais plats de résistance*, puisque, par les principes sucrés qu'ils apportent à l'organisme, ils deviennent la source principale, l'unique source, devrais-je dire, de force *immédiate* : c'est à eux de remplacer l'excitation factice que l'on est habitué à demander soit à la viande, soit à l'alcool... Ne croyez pas que ces vertus du sucre soient illusoires ; elles sont prouvées par la théorie et par la pratique : *le sucre est l'aliment de force*. (Pour la valeur des mets sucrés, v. tableau, p. 61.)

Voyons maintenant dans quel ordre doivent être présentés ces divers aliments. — *En premier lieu viendra le légume vert*, et par là j'entends tout légume qui ne rentre pas dans la classe des farineux, c'est-à dire non seulement les légumes herbacés, épinards, salades, céleris, asperges, poireaux et haricots verts, mais aussi l'artichaut, le chou-fleur, et les tubercules ou racines, comme les carottes, navets, salsifis, etc., la pomme de terre servant de transition, entre les farineux nourrissants par leurs hydrates de carbone, et les légumes verts sur les attributions desquels nous nous étendrons dans un instant. — Puis le farineux *ou* l'aliment azoté, œuf pour le végétarien, viande pour le carnivore. *La viande* je dois la citer, car je ne puis me flatter de vous amener tous à partager ma foi dans le végétarisme ; mais à ceux que je n'ai pu convaincre, je demanderai tout au moins de ne laisser à leur mets de prédilection que la seconde place dans le menu du dîner, *et de le supprimer radicalement au repas du soir*. Si ceux-là sont des arthritiques, j'ai conscience qu'en leur donnant ce conseil, je leur épargnerai bien des « misères », dont ils méconnaissent l'origine : *la viande bien digérée est un excitant qui use ; mal digérée, c'est un toxique contre lequel l'arthritique est sans défense*, et qui, le fait est prouvé, est responsable de leurs nuits sans sommeil, de leurs douleurs, de leurs fatigues, sans parler de la sclérose qui

(Ce qu'il faut entendre par farineux.)

les fait vieux avant l'âge. — *Quant aux farineux*, ils sont assez nombreux pour rompre la monotonie d'un régime strictement végétarien Laissez-moi vous les énumérer brièvement et vous signaler quelques-uns de leurs avantages. Je les diviserai en deux catégories, les farineux proprement dits et les féculents. 1° *Les farineux proprement dits*, haricots, pois, fèves et lentilles, aliments extrêmement azotés et nourrissants, tellement azotés et nourissants que, pour éviter l'azotisme et la suralimentation, il est prudent de ne les faire paraître sur la table qu'une ou deux fois par semaine. Même observation pour les légumineuses fraîches, haricots en grains et petits pois, qui, malgré leur apparence de légumes verts renferment une notable proportion d'azote, amidon ou sucre, augmentée de ce que, la gourmandise aidant, nous en mangeons volontiers deux fois plus que de légumes secs; 2° *les féculents*, dont je donnerai quatre types qui devront alterner entre eux. En tête, *la pomme de terre*, la bienfaisante parmentière, qui, avec les patates et les topinambours, se prête à mille combinaisons culinaires ; la pomme de terre, aliment de nécessité du pauvre, aliment de santé du riche dont il trompe l'impérieux appétit, dont il guérit le diabète, la goutte ou l'obésité. Puis viennent *le macaroni*, les nouilles et autres pâtes alimentaires, dont est prodigue la cuisine de nos robustes Lorrains. En hiver, *les châtaignes*, qui nourrissent nos populations du Plateau central. En tout temps, *le riz*, aliment précieux entre tous, *et les gruaux de céréales*, de blé, d'avoine, d'orge, de maïs..., qui, assaisonnés au beurre, constituent d'excellentes entrées, cuits au lait et sucrés forment des entremets d'une haute valeur nutritive (1), qui en outre, simplement étuvés à l'eau, font, si on les mange avec des compotes, confitures, gelées ou jus de fruits, des desserts exquis, qu'on ne voit pour ainsi dire jamais sur nos tables. Enfin les farineux peuvent encore être offerts sous forme de biscuits secs (biscuits d'avoine) ou de galette, qui à poids égal nour-

(1) Ne manger alors qu'un fruit au dessert.

rissent une fois plus que le pain. — *J'en arrive au dessert : les fruits doivent y dominer*, car tous les artifices de la cuisine lutteront vainement contre les produits de la nature : en été, les fruits frais, fruits crus, ou, si l'estomac s'y refuse, fruits en compote ou en marmalade. Viendront ensuite les confitures, le miel..., ou encore, en été, les fromages à la crème ; en hiver, les entremets aux œufs et au lait... J'abrège cette fastidieuse description et passe au souper.

C. Dessert. Les fruits doivent y dominer.

Du repas du soir, j'ai d'ailleurs peu de chose à dire. Je vous rappelle (à cause de l'importance que j'y attache), que la sobriété rigoureuse y est indispensable pour l'arthritique. Nous y retrouvons la même distribution des aliments qu'au dîner, avec une légère interversion, *les farineux* venant tout d'abord sous forme de potage (1), puis le *légume vert*, et en dernier lieu *le dessert*. Ajoutons seulement qu'il est bon, quand le matin on a mangé un farineux très nourrissant, de faire en sorte que la soupe du soir soit particulièrement légère et de digestion aisée..., et abordons ce que je serais tenté d'appeler la réhabilitation des légumes verts, *en tant qu'aliments minéralisateurs*.

3° Souper. Se composera également d'un farineux (la soupe), un légume vert et un dessert.

J'ai eu l'occasion, en vous définissant les équivalents glycosiques, de vous faire remarquer que l'organisme n'utilise pas les aliments *en nature*, tels que nous les ingérons, qu'il doit préalablement les amener tous à l'état de glycose. Les farineux, les graisses et les sucres ne sont donc pas des combustibles au sens propre du mot, mais seulement des aliments aptes *à devenir* combustibles. Ils sont, passez-moi la comparaison, l'analogue de ce qu'étaient les arbres d'essences variées dans les forêts préhistoriques, avant qu'ils ne fussent tous transformés en un principe calorifique unique, le charbon, — substance inerte, notez-le, tant qu'une étincelle ne vient pas la forcer à dégager la chaleur incluse dans ses molécules. Il en est de même pour nos aliments qui,

Rôle des légumes verts dans l'alimentation.

(1) Certains potages sont très nourrissants. (V. tableau, p. 62.)

Par leurs sels minéraux, ils « animent » la machine humaine.

Faits scientifiques venant à l'appui de cette théorie. Rôle de ces sels :

1º Dans les fermentations diastasiques :

avant de devenir glycose, doivent subir de multiples métamorphoses, — et qui, devenus glycose, sont incapables de dégager spontanément les forces qu'ils tiennent en réserve. Or, l'agent de leurs transformations préliminaires, *c'est le minéral*, et l'agent qui apporte l'étincelle incendiaire, qui oblige le combustible (le glycose) à libérer ses provisions d'énergie, *c'est encore le minéral*. S'associant, se combinant avec l'albumine, qui constitue la machine humaine, *il donne à cette machine la vie*, et la met en mesure de fabriquer son combustible, puis de le brûler pour subvenir à nos dépenses.

Je sais bien que cette théorie n'a pas encore reçu la consécration officielle, et que certains auteurs s'en sont emparé pour en généraliser trop hâtivement les conclusions (1). Mais il existe dès aujourd'hui un ensemble de faits, scientifiquement établis, suffisants pour que l'on puisse considérer cette théorie comme sortie du domaine de l'hypothèse pure. Ces faits sont relatifs aux diastases, c'est-à-dire aux sécrétions cellulaires, de nature albumino-minérale, qui dans les plantes et chez les animaux transforment les matériaux alimentaires. Il est prouvé que ces diastases se comportent d'une façon différente (sont stimulées ou paralysées), suivant les sels minéraux qui leur sont incorporés (2); que la chaux, la potasse, la soude favorisent la mise en jeu de certaines d'entre elles;

(1) Voir Gaube (du Gers), *Cours de Minéralogie biologique*, Paris, 1899. — Lahmann, d'autre part, partant de ce principe que l'alimentation courante (viande, pain, pommes de terre et légumes secs) n'apporte pas à l'organisme une quantité suffisante de sels minéraux, et surtout de sels alcalins, a édifié sur la *Dysémie* (ou altération du sang par une alimentation défectueuse, avec excès de sel marin et d'eau) une théorie bien séduisante. Nous ne pouvons en accepter toutes les conclusions, mais nous nous plaisons à en reconnaître la justesse pour tout ce qui touche à l'arthritisme. Voir Lahmann : *Dysémie*, traduit par Lédy, imprimerie Hostetter, 1896 (Cette traduction fourmillant d'erreurs, lire de préférence l'édition originale en allemand, *Dysämie*, chez Otto Spamer, Leipzig, 1899.

(2) Pozzi-Escot, *Les Diastases et leurs applications (Encyclopédie Léauté)*, pp. 79, 96, 208.

que le manganèse est l'élément important d'une diastase oxydante étudiée par M. Bertrand ; qu'en présence de matières organiques, l'oxyde de fer des tissus cède de l'oxygène, puis revient à son état primitif au contact de l'air... Il est prouvé aussi qu'en thèse générale l'intensité d'action de ces diastases « est proportionnelle aux bases, aux matières minérales alcalines, plutôt qu'à la substance protéique constitutive », et enfin qu'*à elles seules* les substances salines peuvent exercer des influences rappelant celles des ferments (1). — Je ne veux pas m'attarder dans cette discussion par trop scientifique, mais ne puis me dispenser d'apporter comme arguments plaidant puissamment dans le même sens, les constatations faites tous les jours :

1° Dans l'agriculture, où la méthode de fumure par les engrais chimiques repose uniquement sur l'emploi de sels minéraux ;

2° Dans l'élevage, où il est reconnu que les graines à fortes enveloppes (*donc très minéralisées*), telle que l'orge, certains blés, et surtout l'avoine, donnent aux animaux une vigueur et une rusticité qui leur permettent de résister aux intempéries et aux causes d'affaiblissement ou de maladie, en même temps qu'elles les « poussent au sang », à la pléthore, au point qu'il faut leur adjoindre des aliments mucilagineux. On a observé par contre que les graines renfermant surtout de l'amidon, et les fourrages pauvres en sels, mènent à l'engraissement : on obtient avec eux des bêtes qui se développent rapidement, *offrent toutes les apparences d'une santé luxuriante*, mais qui sont molles au travail, se sclérosent prématurément et meurent jeunes après une courte vieillesse (2). Poussant les choses à l'extrême, on a essayé expérimentalement de nourrir des animaux avec des fourrages lessivés, absolument dépourvus de sels minéraux : lamort en résulta dans un délai plus court que

2° Dans l'agriculture :

3° Dans l'élevage.

(1) CHARRIN, *Les Défenses naturelles de l'organisme*, Paris, 1898, pp. 38, 197 et 206.

(2) PAGÈS, *loco citato*, pp. 23, 67, 141, 171, 174, 182.

chez d'autres animaux témoins complètement privés de nourriture (1).

De tous ces faits ressort nettement : qu'à côté de l'albumine, aliment de constitution ou de réparation de la machine humaine, qu'à côté des farineux, graisses et sucres, aliments *renfermant à l'état latent* de la chaleur et de l'énergie, il importe au plus haut point d'introduire dans notre régime d'autres aliments ayant pour fonction spéciale, *grâce à leur composition saline*, de mettre en valeur et l'albumine et les hydrocarbures. Ce rôle appartient de droit aux légumes verts et aux fruits, puis aux céréales et au lait.

Les sels minéraux doivent s'adapter au tempérement de l'individu : chlorures et phosphates, chez le tuberculeux :

Mais ici une distinction s'impose, car les différents minéraux ne conviennent pas indistinctement à tous les tempéraments. Si les phosphates et les chlorures sont indispensables aux tuberculeux, ils sont parfaitement inutiles à l'arthritique, car chez ce dernier une des raisons qui font que ses combustions sont ralenties, c'est l'excès *de chlorures* en circulation, car d'autre part ses tissus sont tellement imprégnés *de phosphates* que de leur rétention on a fait la caractéristique de cette diathèse (2). Comme tous les matériaux qui font partie intégrante du corps humain, les phosphates ont leur emploi chez l'enfant tant qu'il grandit, chez les femmes enceintes ou nourrices qui ont à pourvoir à deux existences, *mais chez l'adulte, chez l'arthritique surtout*, ces sels doivent passer au second plan, car il ne s'agit plus que de remplacer ceux qui s'éliminent par le fait de l'usure quotidienne de nos cellules, et cette usure est extrêmement lente, même chez les intellectuels (3). — Ce qu'il faut

(1) Forster, cité par Lahmann, p. 63.

(2) Gautrelet, démontre en effet, (*in Revue des maladies de nutrition*, 1895, p. 413) que l'arthritique *retient* les phosphates dans son organisme, en les fixant dans ses os, ou les combinant avec la graisse.

(3) Dix-sept analyses d'urines d'arthritiques, choisis parmis les intellectuels, m'ont donné comme moyenne d'élimination quotidienne d'acide phosphorique gr. 0-034 par kilo (soit gr. 2-20 pour un homme de poids moyen). — D'autre part, après un long tra-

voir dans l'arthritique, c'est qu'*il est avant tout auto-intoxiqué et saturé d'acides*. Pour lui, ce que nous devons demander aux sels minéraux, ce ne sont donc pas *leurs acides* phosphorique ou chlorhydrique, *mais leurs bases...*, ce qui revient à dire que les aliments qui lui seront le plus profitables sont ceux qui, par décomposition de leurs sels, fourniront le plus de soude, de chaux, de potasse et de magnésie. — *La potasse*, éliminons-la tout de suite; elle est en surabondance dans la plupart des végétaux (navets, pommes de terre, poireaux, épinards et laitues; pois et lentilles; prunes, cerises et raisins). *La magnésie* n'a qu'un intérêt secondaire, sauf peut-être chez ceux qui travaillent cérébralement. *La chaux* vient en aide à certains ferments digestifs ou sanguins, et *fixe* dans l'économie la matière organique, en la rendant insoluble, d'où, comme les phosphates, son indication pendant la croissance, chez les convalescents, les surmenés, et dans certains cas particuliers (rachitisme..., goutte??) (1) *Mais la soude*, pour l'arthritique, est *toujours* nécessaire, car, outre le concours qu'elle apporte à la digestion, elle modifie d'une façon heureuse la composition du sang et, de ce fait, contribue activement à relever le taux de l'assimilation, de la désassimilation et des combustions; enfin, elle corrige les excrétions biliaires et rénales..., en un mot, *elle neutralise l'acidité des humeurs et tarit les principales sources de l'auto-intoxication*.

> Chaux, potasse, magnésie, fer, et surtout soude chez l'arthritique, qui doit avant tout être considéré comme un auto-intoxiqué, saturé d'acides.

Cette soude, où la trouverons-nous donc? Au premier abord, on est tenté de la demander au sel de cuisine, puisque c'est un chlorure *de sodium*. Mais indépendamment des très réels dangers qui dérivent de l'abus de ce

> Il ne faut pas demander la soude au sel de cuisine, car c'est un sel non vitalisé.

vail cérébral, Gautrelet a trouvé seulement une augmentation de 0-30 cent de PhO^5 chez un homme de 76 kilogs. (*Rev. des mal. de nutr.*, 1895, p. 626.) — L'arthritique adulte n'a donc aucune raison pour rechercher *spécialement* les phosphates, que lui fournissent en surabondance, d'ailleurs, la plupart des substances végétales (même les légumes verts), sans compter le pain complet.

(1) Théorie de Kionka. (*in Réf. alim*, 1903, 3.)

condiment, dangers sur lesquels a insisté Lahmann avec juste raison (1), ce sel a l'inconvénient de n'être pas *vitalisé* par sa soudure avec une matière organique. Je m'explique. Je vous ai dit que les aliments sont sans valeur quand on les sépare de leurs sels minéraux : la réciproque est vraie; les sels minéraux *isolés* perdent une partie de leur énergie. Quand on veut obtenir d'eux tout ce qu'ils peuvent donner, il faut aller les prendre dans les aliments qui les ont empruntés directement à la nature (2). — La viande, dans le cas présent, ne nous sera d'aucune ressource, car les sels qu'elle renferme ont déjà été utilisés par l'animal d'où elle provient, dans une mesure que nous ignorons; ce sont pour la plupart des sels *usés*, destinés à l'élimination. — Dans le lait, les légumes secs et les céréales, dominent les phosphates, éléments d'ordre accessoire pour l'arthritique adulte, qui en revanche y trouvera d'autres principes utiles, tels que la chaux, avec une notable proportion de soude, dans le lait : la magnésie, dans les haricots et les pois, le blé (et par conséquent le pain, *et surtout le pain complet*), le seigle, l'orge et l'avoine : le fer et le manganèse, agents puissants d'oxydation, dans ces mêmes céréales et dans les lentilles, etc. — Parmi les fruits, il en est un certain nombre (*les fraises*, puis les pommes...) qui nous offrent la soude tant désirée, avec cet avan-

Les sels de la viande sont des sels usés.

Sels du lait, des légumes secs et des céréales.

Les fruits sont alcalinisants par leurs sels, et indirectement par leurs acides végétaux.

(1) Le sel, pris en excès, modifie la densité du sang et trouble les échanges osmotiques qui entretiennent la vitalité de nos tissus.

(2) N'ayant trouvé aucune analyse permettant de fixer la proportion de sels minéraux nécessaires à l'adulte, nous avons adopté un chiffre de 0-30 cent. par kilo et par vingt-quatre heures, représentant la moitié de la quantité de sels qu'ingère un enfant de six mois soumis à l'allaitement naturel. *Notre ration de sédentarité se trouve ainsi complétée de la façon suivante :*
Albumine. gr. 0-70 ou 2 à 2 1/2 cal.
Amidon.. » 2-75 ou 11 cal.
Sucre . . . » 1-50 ou 6 cal. } soit 11 cal.
Graisse . . » 0-80 ou 5 cal
Total 24 cal. par kilo et par 24 heures.
Sels . . . . » 0-30 (ce chiffre est probablement trop fort).
Eau . . . . 24 grammes (à doubler et même tripler dans le cas de travail fatigant).

tage que son action neutralisante est renforcée par des acides *végétaux*, qui, à l'inverse des autres acides (du vinaigre par exemple), se brûlent dans l'organisme en donnant naissance à des combinaisons *alcalines* (carbonate de potasse). — Restent donc en dernier ressort les légumes verts : l'analyse nous prouve que l'arthritique peut compter sur eux sans réserve, car outre la soude qui permettrait presque aux épinards, laitues, carottes et poireaux de rivaliser avec les eaux minérales alcalines, on rencontre encore de la chaux en quantité plus ou moins abondante dans les légumes que nous venons de citer, et une forte proportion de fer et de magnésie dans la plupart de ces herbes (épinards, laitues) si dédaignées par ceux précisément qui en ont le plus grand besoin. (V. tableau, p. 60).

Les légumes verts sont particulièrement riches en soude et autres sels minéraux.

Pour l'arthritique, les légumes verts sont donc non seulement des *aliments minéralisateurs*, mais encore de véritables *aliments-médicaments*. — Par eux, il combattra victorieusement l'acidité qui le fait ce qu'il est, ou ce qu'il sera, c'est-à-dire un mal-portant, toujours souffrant, toujours fatigué ; par eux, il échappera à l'auto-intoxication qui n'attend qu'une défaillance de son foie, de ses reins surmenés, pour donner l'assaut final à un organisme délabré ; par ces aliments enfin, qui, à leurs vertus curatives, *joignent l'inappréciable qualité d'être en eux-mêmes peu nourrissants*, il remédiera à la cause première de son mal, à la suralimentation.

Pour l'arthritique ce sont donc de véritables aliments-médicaments :

Peu nourrissants, ils remédient en outre à la cause première de l'arthritisme, à la suralimentation.

Dr PASCAULT

Villerville, 10 mars 1902.

Ration de sédentarité pour un arthritique adulte, ayant un poids actif de (En été, la diminuer de 1/5; en hiver, l'augmenter légèrement.)	50 kilogs 1,200 calories	60 kilogs 1,440 calories	70 kilogs 1,680 calories	80 kilogs 1,920 calories	90 kilogs 2,160 calories	Sauf pour les fruits, tous les poids ci-dessous se rapportent à des aliments pesés crus et sans déchets.
I. — Le matin.						
1° Lait.						
non sucré avec fruits : ... fruits :	250 gr.	300 gr.	350 gr.	400 gr.	450 gr.	
ou sucré, avec ou sans café, cacao, etc. sucre :	200 gr.	240 gr.	280 gr.	320 gr.	360 gr.	
	12 à 15 gr.	15 à 20 gr.		20 à 25 gr.		
2° et pain.	60 gr.	70 gr.	80 gr.	90 gr.	100 gr.	Diminuer légèrement le pain quand on mange du chocolat au lait.
II. — A midi.						
1° Un légume vert	2 grdes cuillers	2 à 3 grandes cuillers		3 à 4 grandes cuillers		
2° Un aliment azoté ... viande (ou poisson).	50 gr. (une côtelette)	60 à 70 gr. (un petit bifteck)		80 à 90 gr. (bifteck moyen)		Avec la viande et le poisson, augmenter sensiblement le pain, car ces aliments sont moins nourrissants que les farineux et les remplacent incomplètement. Nous ne les faisons figurer ici que *pour en limiter la consommation* chez ceux qui y tiennent absolument.
ou mieux œufs	un œuf	un ou deux œufs		deux œufs		Avec les œufs, augmenter aussi un peu le pain, bien que deux œufs soient plus nourrissants que 70 grammes de viande. Diminuer le pain de moitié quand on mange ces légumes en purée. Ces aliments étant plus azotés que la viande et le poisson peuvent les remplacer en toutes circonstances.
ou mieux un farineux : Légumineuses fraîches ou sèches (haricots, pois, lentilles).	1 grde cuiller	2 grandes cuillers (50 gr. de lég. secs, 80 gr. de lég. frais)		3 grandes cuillers (70 gr. de lég. secs, 120 gr. de lég. frais)		
Riz et céréales au beurre, ou comme entremets	2 grdes cuillers	2 à 3 grdes cuill. (25 à 30 gr. de riz, céréales ou macaroni)		3 à 4 grdes cuill. (35 à 50 gr. de riz, céréales ou macaroni)		Ces aliments étant relativement peu azotés, devront alterner avec les légumineuses. La plupart d'ailleurs peuvent être additionnés de fromage (macaroni, pommes de terre, etc.)
Macaroni, nouilles	3 grdes cuillers	3 à 4 grdes cuill. (90 à 120 gr.)		4 à 5 grdes cuill. (120 à 150 gr.)		
Pommes de terre, patates, etc.						
Châtaignes (de grosseur moyenne).	4 ou 5 châtaig.	6 à 8 châtaigne		10 à 12 châtaignes		
3° Une salade.	1 pet. assiettée	une assiettée moyenne		une bonne assiettée		La salade *remplacera* le légume vert quand le menu comporte un farineux très nourissant, tels que des purées de légumes secs. Diminuer ces rations quand on mange les fruits (fraises par exemple) avec du sucre.
4° Un dessert : fruits frais.	200 gr.	240 gr.	280 gr.	320 gr.	360 gr.	
ou compote de fruits équivalant après cuisson à	5 ou 6 prun.	6 ou 8 pruneaux		8 ou 10 pruneaux		
ou confitures	2 à 3 pet. cuill.	3 à 4 petites cuillers		4 à 5 petites cuillers		Ces rations peuvent se dédoubler afin de varier les desserts : c'est ainsi que l'on peut prendre par exemple deux cuillers de crème fraîche et 120 grammes de fruits, ou deux cuillers de confiture et deux de fromage à la crème, etc.
ou crème vanille, caramel ou café	2 grdes cuillers	2 à 3 grandes cuillers		3 à 4 grandes cuillers		
ou crème de lait (dite de Normandie)	3 grdes cuillers	4 à 5 » »		5 à 6 » »		
ou fromage à la crème (lait caillé).	2 à 3 grdes cuil.	3 à 4 » »		4 à 5 » »		
ou Brie, Gruyère	pet. morc. 15 g.	un morceau moyen (25 gr.)		un bon morceau (35 gr.)		
5° avec pain	70 gr.	80 gr.	90 gr.	100 gr.	110 gr.	
6° Boisson	200 gr.	250 gr.	300 gr.	350 gr.	400 gr.	Dessert *supplémentaire* pouvant s'ajouter aux précédents (*mais à midi seulement*), en hiver et dans le cas de fatigue physique. Nous ne mentionnons ici la boisson que *pour en limiter la consommation*. Cependant, en cas de travail fatigant, on pourra en doubler et même tripler la quantité.
7° Sucre en nature (pour le café).	10 gr.	10 à 15 gr.		15 à 20 gr.		
III. — Le soir.						
1° Un potage, maigre ou au lait, avec pain, tapioca, riz ou céréales (15 à 20 gr.), etc.	1 pet. assiette (200 gr.)	une assiettée moyen. (250 gr.)		une bonne assiettée (300 gr.)		Le potage doit être léger quand à midi on a mangé un farineux nourrissant (et inversement). Les panades et bouillies épaisses n'entreront que dans les menus d'hiver. De même les potages purée de légumes secs qui, extrêmement nourrissants, obligent à diminuer le pain de plus de moitié. Salade de préférence au légume vert quand le potage est très nourrissant.
2° Un légume vert ou une salade	comme à midi	. . .		. . .		
3° Un dessert.						
4° Avec pain	30 gr.	40 gr.	50 gr.	60 gr.	70 gr.	
5° Boisson	comme à midi					
Condiments pour les deux repas. Sel	5 à 6 gr.	6 à 8 gr.		8 à 10 gr.		On a généralement tendance à abuser du sel : nous le mentionnons ici *pour en limiter la consommation*.
Beurre	35 gr.	40 à 50 gr.		50 à 60 gr.		

(Ce tableau annule celui que j'ai publié dans le *Régime végétarien considéré comme source d'énergie*, car l'expérience m'a prouvé que ses rations sont trop élevées.)

Valeur en calories d'une portion moyenne des aliments usuels, tout préparés, tels qu'on les sert à table.

(Sauf pour les fruits, les poids mis entre paranthèses correspondent à ces mêmes aliments, pesés crus et sans déchets.)

Quantités, poids et composition d'une part moyenne des aliments usuels.	Total des calories de chaque aliment.	Albumine.	Amidon.	Sucre de l'aliment ou d'assaisonnement.	Graisse de l'aliment ou d'assaisonnement.	Total des sels de l'aliment, non compris le sel d'assaisonnement.	Détail des principaux sels minéraux (bases et acides) compris dans la portion moyenne de certains aliments. S = soude, M = magnésie, C = chaux, P = potasse, F = fer, Ph = acide phosphorique, Ox = acide oxalique.
100 grammes de pain.	240	20	215	—	5	1.2	M 0.14 — Ph 0.56 — Ox 0.01.
300 grammes de lait — non sucré	170	30	—	66	72	2.16	S 0.19 — C 0.47 — P 0.53 — Ph 0.61.
sucré (avec sucre 15 gr.)	230	30	—	126	72	2.16	L'addition de café augmente peu sa valeur.
avec cacao 10 gr., et sucre 10 gr.	230	32	—	110	90	2.56	Ox 0.04 (dans le cacao)
avec une raie chocolat de 35 gr.	280	34	—	135	115	2.86	Ox 0.03 (dans le chocolat).
Légumes verts.							
3 cuillers d'épinards ou salades cuites (180 gr., et beurre 18 gr.).	130	10	30	—	90	3.8 / 2	Dans épinards : S 1.3 — M 0.25 — C 0.45 — P 0.63 — Fo 0.12 — Ph 0.4 — Ox 0.45. Dans laitue : S 0.4 — M 0.1 — C 0.3 — P 0.62 — F 0.06 — Ph 0.2 — Ox traces.
8 poireaux (200 gr., avec sauce blanche).	150	18	50	—	80	2.4	S 0.34 — C 0 25 — P 0.74 — P 0.18 — Ph 0.4.
3 cuillers haricots verts (120 gr., beurre 12 gr.)	105	10	35	—	60	0.6	Ox 0.017.
12 belles asperges (250 gr., et sauce blanche)	95	4	10	—	80	0.7	S 0.12.
3 cuillers choux-fleurs (150 gr., et beurre 12 gr.)	110	15	35	—	60	1.2	P 0.53 — Ph 0.24.
3 cuillers carottes, navets, salsifis, etc. (de ces légumes 150 gr., et beurre 12).	110	6	45	—	60	1.4	S 0.30 — C 0.16 — P 0.50 (dans la carotte).
Salade crue (40 gr., et huile 8 gr.)	60	2	6	—	50	0.5	
Aliments azotés.							
2 œufs à la coque	110	37	—	—	70	1.1	S 0.25 — Ph 0.4 (surtout dans le jaune).
80 grammes de viande (la valeur d'un bifteck moyen)	75	45	—	—	30	0.8	Ces chiffres sont une moyenne de toutes les viandes prises en bloc.
Fromages (v. Dessert). Légumes secs (v. Farineux).							
Aliments farineux.							
3 cuill. de lég. secs — en grains (70 gr., beurre 10 gr.)	250	40	150	—	60	1.8	Dans haricots et pois : M 0.14 — P 0.77 Ph 0.65 — Ox 0.02.
en purée (140 gr., beurre 10 gr.)	445	80	300	—	65	2.1 / —	Dans lentilles : S 0.3 — P 0.7 — F 0.04 — Ph 0.75. Le double de sels minéraux.
3 cuil. — haricots frais (140 gr., beurre 10 gr.) / petits pois (120 gr., beurre 10 gr.)	320	40	230	—	50	1.6	Mêmes sels que dans légumes secs.
3 cuillers de riz ou céréales (40 gr., avec beurre 10 gr.).	180	10	110	—	60	1.2 / 1.1 / 0.7 / 0.6 / 0.4	Dans avoine : M 0.08 — Ph 0.31. Dans orge : M 0.14 — Ph 0.36. Dans blé : M 0.09 — Ph 0.33. Dans maïs : M 0.09 — Ph 0.27. Dans riz : M 0.04 — Ph 0.22.
3 cuillers macaroni (40 gr., et beurre 10 gr., fromage 20 gr.).	230	30	120	—	80	0.7	M 0.09 — Ph 0.33.
4 cuillers purée pommes de terre (100 gr., et beurre 10 gr., lait 50 gr.).	160	10	90	—	60	1.8	P 0.85.
8 châtaignes de grosseur moyenne	150	10	130	—	10	1.3	
Aliments sucrés et desserts.							
250 grammes de fraises (et sucre 20 gr.).	175	5	—	170	—	2	S 0.60 — C 0.30 — F 0.1 — Ph 0.28.
Id. de cerises, de prunes	100	3	—	100	—	1.4	P 0.80.
Id. de raisins	135	6	—	130	—	1.6	P 0.90.
Id. de poires, de pommes.	90	3	—	90	—	0.8	S 0.25 (dans les pommes).
2 bananes (200 gr.).	105	14	—	90	—	1.2	
6 figues sèches ou dattes (60 gr.)	145	5	—	140	—	1	Ox 0.016 (dans les figues).
6 noix (25 gr. sans les coquilles)	120	10	8	—	100	0.4	
8 pruneaux cuits (avec sucre 10 gr.)	150	5	—	145	—	0.5	
4 petites cuillers de confitures (70 gr.)	140	—	—	140	—	—	
2 grandes cuillers de crème à la vanille	150	15	—	100	30	0.8	
Omelette soufflée (œuf 70 gr., beurre 10 gr., sucre 20 gr.)	200	25	—	80	95	0 8	
3 grandes cuillers riz à l'eau (40 gr.) avec 4 petites cuillers confiture	280	10	130	140	—	0.5	
150 grammes de gâteau de riz	280	30	100	90	60	1.6	
3 biscuits d'avoine non sucrés (45 gr.)	225	15	170	—	40	1.3	
1 madeleine de 40 gr.	120	10	30	40	40	0.3	
5 grandes cuillers de crème de Normandie (80 gr.).	160	8	—	10	140	0.6	
4 grandes cuillers de fromage à la crème (100 gr.)	160	45	—	25	90	0.5	
1 « petit suisse » (70 gr.).	220	30	—	20	170	0.4	
1 morceau moyen de Brie ou de Gruyère (25 gr.).	60	20	—	—	40	1	

Valeur en calories d'une portion moyenne des aliments usuels, tout préparés, tels qu'on les sert à table *(suite)*.

(Sauf pour les fruits, les poids mis entre parenthèses correspondent à ces mêmes aliments, pesés crus et sans déchets.)

Quantités, poids et composition d'une part moyenne des aliments usuels.	Total des calories de chaque aliment.	Albumine.	Amidon.	Sucre de l'aliment ou d'assaisonnement.	Graisse de l'aliment ou d'assaisonnement.	Total des sels de l'aliment, non compris le sel d'assaisonnement.	Détail des principaux sels minéraux (bases et acides) compris dans la portion moyenne de certains aliments. S = soude, M = magnésie. C = chaux, P = potasse, F = fer, Ph = acide phosphorique, Ox = acide oxalique.
Potages.							
Potage purée de légumes secs (100 gr., et beurre 10 gr.).	360	60	240	—	60	2.5	
Bouillie avec farine (40 gr., et lait 250 gr.).	270	35	110	55	70	2.8	Pour le détail des sels, v. Farineux.
Panade (pain 50 gr., beurre 15, crème 30) .	270	10	115	—	140	0.9	
Purée citrouille ou pomme de terre (avec lait 50 gr , beurre 10 gr.).	190	10	105	10	60	1.5	Pour le détail des sels, v. Légumes verts.
Purée carottes, navets (avec beurre 20 gr.)	200	10	90	—	100	2	
Soupe au lait (avec pain ou céréales 20 gr. et lait 250 gr.)	190	30	45	55	60	2.4	
Soupe maigre à la laitue, à l'oseille (avec beurre 20 gr. et pain 20 gr.)	150	5	50	—	100	0.5	
Condiments.							
50 grammes de beurre animal (gros comme un œuf), quantité moyenne à consommer par vingt-quatre heures	260	3	—	—	260	0.8	
50 grammes de beurre de coco.	135	9	16	—	110	0.5	
50 gr. de beurre d'amandes ou de noisettes	220	30	18	—	170	1.2	
3 cuillers sauce blanche béchamel (beurre 8 gr., farine 4 gr., lait 60 gr.)	80	6	10	10	55	0.5	
3 cuillers sauce tomate (avec beurre 10 gr.. farine 5 gr.)	65	—	15	—	50	—	
1 bonne cuiller de mayonnaise (huile 30 gr. et un jaune d'œuf)	205	6	—	—	200	—	
1 grande cuiller d'huile (12 gr.)	70	—	—	—	70	—	
Sucre, 2 morceaux moyens (15 gr.) . . .	60	—	—	60	—	—	

SOCIÉTÉS VÉGÉTARIENNES

Les membres *actifs* excluent de leur alimentation toute espèce de chair animale.
Les membres *associés* s'intéressent au végétarisme sans le pratiquer.
Le don unique de 5o francs donne droit au titre de membre *perpétuel*.

SOCIÉTÉ VÉGÉTARIENNE DE FRANCE

Président :

M. le Dr J. GRAND, 8, rue Saint-Pétersbourg, Paris.

Secrétaire : M. MORAND, 13, rue Froissart, Paris.

Trésorier : M. GÉRÉ, 13, rue Vernier. Paris.

Cotisation annuelle : 5 francs, comprenant le service de la
Réforme alimentaire.

SOCIÉTÉ VÉGÉTARIENNE DE BELGIQUE

Président :

M. le Dr ERN. NYSSENS, 126, rue de la Loi, Bruxelles.

Secrétaire général :

M. ÉMILE BRU, 5, rue Gérard, Bruxelles.

Cotisation annuelle : 5 francs, comprenant le service de la
Réforme alimentaire.

LA RÉFORME ALIMENTAIRE

Organe mensuel des Sociétés Végétariennes de France et de Belgique
Abonnement d'un an : fr. **3-50.**

Administrateur :

M. Pr. VERBAERE, 32, rue de l'Industrie, Bruxelles.

PUBLICATIONS VÉGÉTARIENNES

Expédiées franco sur demande adressée à

M. MORAND, 13, rue de Froissart, Paris, ou au Dʳ Ern. NYSSENS,
126, rue de la Loi, Bruxelles.

		(*)
Le Végétarisme et le Régime végétarien rationnel, par le Dʳ Bonnejoy. . . . . fr.	4 10	3 50
La Cuisine végétarienne, par le Dʳ Bonnejoy . . .	4 10	3 50
L'Hygiène alimentaire, par M. Favrichon (1892) . .	4 10	3 50
Dysémie, par le Dʳ Lahmann	3 10	2 50
La Table du Végétarien, par Carlotto Schulz . .	3 15	2 50
La Cuisine rationnelle. Précis d'hygiène alimentaire, par le Dʳ Ern. Nyssens	1 00	0 80
La Réforme de l'alimentation. I. Les preuves scientifiques, par le Dʳ V.	0 50	0 40
La Réforme de l'alimentation. II. Le végétarisme au point de vue moral, économique et social, par un membre de la S. V. de F.	0 60	0 50
Le Régime végétarien considéré comme source d'énergie, par le Dʳ Pascault.	0 40	0 30
L'Alimentation des Touristes, par le Dʳ E. Nyssens.	Épuisé.	
Discours et Toasts. Congrès de Paris 1900	0 40	0 30
Du traitement alimentaire du diabète par le régime végétarien, par le Dʳ Ern. Nyssens	0 40	0 30
Les Tendances idéales du Végétarisme, par M. le prof. Hoffmann.	0 50	0 40
Les Moralistes et le Régime végétarien, par Mᵐᵉ H. de Pape.	0 40	0 30
De l'Hygiène alimentaire chez les arthritiques, par M. le Dʳ Pascault	1 00	0 80
Philosophie de l'Alimentation. Exposé de faits d'expérience. Preuves d'ordre anatomique, chimique, médical et moral, par le Dʳ Jules Grand, président de la S. V. de F..	1 25	1 00
Nervosisme Moderne, par M. Deswarte.	1 00	0 80
Liste des Sociétés végétariennes, des Etablissements hygiéniques et Restaurants végétariens, des Fournisseurs ayant consenti un avantage spécial aux membres de la S. V. de France. . . .	0 40	0 30
Liste des Membres de la S. V. de France . . .	0 40	0 30

(*) Prix spéciaux pour les membres des sociétés végétariennes.

www.ingramcontent.com/pod-product-compliance
Ingram Content Group UK Ltd.
Pitfield, Milton Keynes, MK11 3LW, UK
UKHW022314120726
13694UKWH00004B/1429